DIETA OMAD 2025

110 Receitas uma Nova abordagem para o Bem-estar e Perda de peso Revolucione sua vida com apenas uma Refeição por Dia

KLARLOCK

ISENÇÃO DE RESPONSABILIDADE

Este livro tem como objetivo fornecer material útil e informativo sobre os temas abordados na publicação. Ele é vendido com o entendimento de que o autor e o editor não estão envolvidos na prestação de quaisquer serviços médicos, de saúde ou outros serviços profissionais pessoais no livro. O leitor deve consultar seu médico, profissional de saúde ou outro profissional competente antes de adotar qualquer sugestão deste livro ou tirar qualquer conclusão. O autor e o editor isentam-se expressamente de qualquer responsabilidade por qualquer responsabilidade, perda ou risco, pessoal ou não, decorrente, direta ou indiretamente, do uso e aplicação de qualquer conteúdo deste livro.

OBSERVAÇÃO

Todas as receitas deste livro foram elaboradas para quatro pessoas. Para esta quantidade devem ser considerados os ingredientes indicados nas receitas. Caso seja necessário alterar a porção, recomenda-se ajustar proporcionalmente as doses dos ingredientes. Recomenda-se também seguir atentamente as instruções de preparo e cozimento para obter o melhor resultado. No contexto deste livro, quando nos referimos a "uma xícara" como unidade de medida de ingredientes, queremos dizer usar uma xícara de cozinha padrão com capacidade de aproximadamente 240 mililitros. É essencial usar um copo medidor para obter as quantidades certas de ingredientes. Se não tiver copo medidor, pode usar um copo medidor graduado, certificando-se de que corresponde corretamente às proporções indicadas. Aqui estão alguns exemplos 1 Xícara de farinha 100 gr. 1 xícara de arroz 200 gr. 1 Xícara de Quinoa 200 gr

RECEITAS PRIMEIROS PRATOS

RECEITAS SEGUNDO PRATOS

RECEITAS LATERAL

INTRODUÇÃO À DIETA OMAD

O QUE É A DIETA OMAD

HISTÓRIA E ORIGENS DA DIETA OMAD

A Dieta OMAD, sigla para "One Meal A Day", é uma forma de jejum intermitente que envolve consumir todas as calorias diárias em uma única sessão de alimentação. Esta dieta baseia-se na ideia de reduzir a frequência das refeições para melhorar a saúde e facilitar a perda de peso. O que é a Dieta OMAD A Dieta OMAD é uma prática alimentar que envolve consumir apenas uma refeição completa por dia, geralmente em uma janela de uma hora, enquanto jejua pelas 23 horas restantes. Esta dieta é uma das variações mais extremas do jejum intermitente, que inclui outras formas como 16:8 (16 horas de jejum e 8 horas de alimentação) e 5:2 (cinco dias de jejum).

dieta normal e dois dias de restrição calórica). História e origens da dieta OMAD O conceito de comer uma única refeição por dia não é novo. Diferentes culturas e tradições religiosas praticaram o jejum durante séculos como parte das suas rotinas espirituais e de saúde. No entanto, a Dieta OMAD ganhou popularidade nos últimos anos graças a relatos anedóticos de pessoas que experimentaram benefícios notáveis em termos de perda de peso e bem-estar geral. A sua simplicidade e potencial para melhorar a saúde metabólica têm atraído a atenção daqueles que procuram soluções eficazes para o controlo do peso e para a saúde. Benefícios potenciais Numerosos estudos sugerem que o jejum intermitente pode oferecer uma série de benefícios à saúde, e a Dieta OMAD não é exceção. Os benefícios potenciais incluem: Perda de peso: ao reduzir o número de refeições que você faz, muitas pessoas acham mais fácil manter um déficit calórico, o que é essencial para a perda de peso. Melhoria de

Metabolismo: O jejum pode aumentar a sensibilidade à insulina e promover a produção de hormônios que ajudam a queimar gordura. Simplicidade e conveniência: Comer uma vez ao dia pode simplificar o planejamento das refeições e reduzir o tempo gasto no preparo dos alimentos. Benefícios mentais: Alguns profissionais relatam maior clareza mental e foco durante os períodos de jejum. Longevidade e saúde celular: Estudos em animais sugerem que o jejum pode promover a longevidade e melhorar a saúde celular, embora sejam necessárias mais pesquisas para confirmar estes efeitos em humanos. A Dieta OMAD representa um desafio significativo e não é adequada para todos. É importante considerar cuidadosamente as suas necessidades nutricionais e consultar um médico ou nutricionista antes de iniciar esta dieta.

PRINCÍPIOS BÁSICOS DA DIETA OMAD

A Dieta OMAD (One Meal A Day) é baseada em um conceito simples, mas desafiador: consumir todas as calorias diárias em uma única refeição. Esta abordagem ao jejum intermitente oferece benefícios potenciais para a perda de peso, saúde metabólica e bem-estar geral, mas requer uma compreensão clara dos seus princípios básicos para ser praticada de forma eficaz e segura. Como funciona a dieta OMAD A dieta OMAD envolve comer apenas uma refeição completa por dia, geralmente dentro de um intervalo de uma hora. Durante as 23 horas restantes, você jejua. Esta abordagem pode ser flexível com o horário das refeições, dependendo das preferências pessoais e dos compromissos diários, mas é importante manter a janela de jejum para obter o máximo de benefícios. Janela de alimentação e jejum 1. Janela de alimentação A janela de alimentação é o período durante o qual você faz sua refeição diária.

Pode variar, mas geralmente dura uma hora. Durante esse período, é fundamental consumir uma refeição nutritiva e balanceada que forneça todas as calorias e nutrientes necessários para sustentar o corpo até a próxima refeição. 2. Período de jejum: Durante as 23 horas de jejum, recomenda-se consumir apenas água, chá, café preto e outras bebidas sem calorias. Evitar qualquer alimento ou bebida calórica é fundamental para manter o estado de jejum e permitir que o corpo se beneficie dos processos metabólicos que são ativados nesse período. Escolhendo os Alimentos Escolher os alimentos certos é essencial para o sucesso da Dieta OMAD. Uma única refeição por dia deve ser suficiente para satisfazer as suas necessidades nutricionais diárias, por isso é importante incluir uma variedade de alimentos nutritivos: Proteína: Carne magra, peixe, ovos, legumes e tofu são excelentes fontes de proteína essencial para a reparação e manutenção. dos tecidos do corpo. Carboidratos complexos: grãos integrais, vegetais ricos em amido e legumes eles fornecem energia e fibras duradouras para a digestão. Gorduras Saudáveis: Abacates, nozes, sementes, azeite e peixes gordurosos como o salmão são ricos em ácidos graxos essenciais que apoiam a saúde do coração e do cérebro. Legumes: Uma grande variedade de vegetais, especialmente folhas verdes, fornecem vitaminas, minerais e antioxidantes cruciais para o bem-estar geral. Fruta: A fruta fresca é uma fonte natural de vitaminas, minerais e fibras, mas é importante não exagerar devido ao teor natural de açúcar. Equilíbrio Calórico e Nutricional É fundamental que a única refeição consumida na Dieta OMAD seja bem equilibrada do ponto de vista calórico e nutricional. Certifique-se de incluir uma combinação adequada de macronutrientes (proteínas, carboidratos e gorduras) e micronutrientes (vitaminas e minerais) para apoiar todas as funções do corpo e prevenir deficiências nutricionais. Personalização e Escuta do Corpo A Dieta OMAD pode ser personalizada de acordo com as necessidades

Individual. É importante ouvir o seu corpo e adaptar a sua abordagem conforme necessário. Algumas pessoas podem começar com uma janela de alimentação maior e reduzi-la gradualmente, enquanto outras podem achar o formato de uma hora confortável imediatamente. Conscientização e atenção plena Praticar a atenção plena durante uma refeição pode melhorar a experiência da Dieta OMAD. Comer devagar, saborear cada mordida e ouvir os sinais de saciedade pode ajudar a garantir que sua refeição seja satisfatória e nutritiva. Seguindo estes princípios básicos, você pode adotar a Dieta OMAD com segurança e eficácia, aproveitando os benefícios potenciais para sua saúde e bem-estar geral.

COMO COMEÇAR COM A DIETA OMAD

A Dieta OMAD (One Meal A Day) pode parecer desafiadora, mas com uma preparação adequada e uma transição gradual, pode tornar-se um regime sustentável e benéfico. Aqui está um guia detalhado sobre como começar com a Dieta OMAD. Preparação Mental e Física 1. Eduque-se: Antes de começar, é essencial compreender completamente como funciona a Dieta OMAD e quais são os seus benefícios e riscos potenciais. A leitura de artigos, estudos científicos e depoimentos pode fornecer uma base sólida de conhecimento. 2. Consulte um profissional: É importante conversar com um médico ou nutricionista, principalmente se você tiver condições médicas pré-existentes. Um profissional pode ajudar a determinar se a Dicta OMAD está correta e como adaptá-la às suas necessidades pessoais. 3. Preparação Mental: A Dieta OMAD requer disciplina e força de vontade. Prepare-se mentalmente para períodos de jejum e desenvolva estratégias controlar a fome pode fazer uma grande diferença. Transição gradual 1. Comece com jejum intermitente: Antes de mudar para apenas uma refeição por dia, começar com um regime de jejum intermitente menos rigoroso, como 16:8 (16 horas de jejum e 8 horas de alimentação), pode ajudar o corpo a se adaptar gradualmente. 2. Reduza gradualmente as refeições: Reduza lentamente o número de refeições por dia. Passar de três refeições diárias para duas e, finalmente, para apenas uma, permite que o corpo se adapte sem choques. 3. Monitore as reações do seu corpo: Durante a transição, é importante ouvir o seu corpo e monitorar como ele reage. Faça ajustes se sentir fome excessiva, fadiga ou outros sintomas negativos. Planejamento de refeições 1. Escolha do horário da refeição: Decida o horário da refeição com base em seus compromissos pessoais e necessidades energéticas. Algumas pessoas preferem comer no almoço, outras no jantar.

A consistência é importante para estabelecer uma rotina. 2. Refeição Nutritiva e Equilibrada: Certifique-se de que a única refeição seja nutritiva e balanceada. Inclua uma combinação de proteínas, carboidratos complexos, gorduras saudáveis, vegetais e frutas para atender às necessidades nutricionais. 3. Preparação das refeições: Planejar e preparar as refeições com antecedência pode ajudar a garantir que sejam equilibradas e nutritivas. Isto também reduz o stress e a tentação de optar por escolhas alimentares menos saudáveis. ### Dicas para o Sucesso 1. Hidratação: Beber bastante água durante o período de jejum é fundamental. A água ajuda você a se manter hidratado e pode ajudar a controlar a fome. Chá e café sem açúcar também são permitidos. 2. Controle da fome: Distrair-se com atividades como leitura, trabalho, exercícios ou hobbies pode ajudar a controlar a fome durante o jejum. 3. Exercício: A atividade física regular pode apoiar a perda de peso e melhorar o bem-estar geral. É importante ouvir o seu corpo e adaptar a intensidade do exercício de acordo com a sua energia. 4. Sono: dormir o suficiente é importante. Um bom sono apoia o metabolismo e a saúde física e mental. Monitorização e Adaptação 1. Mantenha um Diário Alimentar: Registar o que come, como se sente e quaisquer alterações no seu peso e saúde pode ajudá-lo a identificar o que funciona melhor e o que pode precisar de ser alterado. 2. Ajustes flexíveis: Esteja aberto para fazer ajustes, se necessário. Se uma refeição por dia for muito difícil, considere uma janela de alimentação um pouco mais longa e reduza-a gradualmente. 3. Exames regulares: Faça exames regulares com um médico para monitorar sua saúde e garantir que a Dieta OMAD não esteja causando quaisquer efeitos adversos. Começar com a Dieta OMAD requer comprometimento e preparação, mas com uma transição gradual e planejamento adequado, você pode adotar esta dieta de forma eficaz e sustentável.

BENEFÍCIOS DA DIETA OMAD

A Dieta OMAD (One Meal A Day) ganhou popularidade devido aos inúmeros benefícios relatados por muitos praticantes. Este regime de jejum intermitente, caracterizado por comer apenas uma refeição por dia, pode oferecer benefícios significativos para perda de peso, saúde metabólica e bem-estar geral. Perda de peso Um dos benefícios mais imediatos e visíveis da Dieta OMAD é a perda de peso. Veja como este regime pode ajudar: Reduzir a ingestão de calorias: Comer apenas uma refeição por dia geralmente leva a uma menor queima total de calorias, ajudando a criar um déficit calórico essencial para a perda de peso. Aumento do Metabolismo: Alguns estudos sugerem que o jejum intermitente pode aumentar a sensibilidade à insulina e melhorar o metabolismo, facilitando o uso da gordura como fonte de energia. Controle a fome e os desejos: concentrar-se em apenas uma refeição pode ajudar a reduzir os desejos e melhorar o controle apetite, tornando mais fácil evitar lanches e alimentos não saudáveis. Melhor metabolismo A dieta OMAD pode ter efeitos positivos no metabolismo e na saúde metabólica geral: Sensibilidade à insulina: O jejum prolongado pode melhorar a sensibilidade à insulina, reduzindo o risco de desenvolver diabetes tipo 2. Regulação hormonal: O jejum pode influenciar positivamente a produção de hormônios como a leptina e a diabetes tipo 2. grelina, que regula a fome e a saciedade. Aumento da produção de HGH: O jejum intermitente pode aumentar a produção do hormônio do crescimento humano (HGH), que auxilia na perda de gordura e no crescimento muscular. Benefícios para a saúde mental Além dos benefícios físicos, a Dieta OMAD também pode afetar positivamente a saúde mental: Melhor concentração e clareza mental: Muitos praticantes relatam sentir-se mais concentrados e mentalmente claros durante os períodos de jejum. Redução do estresse: simplificando sua rotina alimentar pode reduzir o estresse relacionado ao planejamento das refeições e às decisões alimentares. Maior Disciplina e Controle: Seguir um regime de jejum rigoroso pode aumentar seu senso de disciplina e controle pessoal. Outros benefícios para a saúde A dieta OMAD pode oferecer benefícios gerais adicionais para a saúde: Saúde cardiovascular: O jejum intermitente pode melhorar os marcadores de saúde cardiovascular, como níveis de colesterol e pressão arterial. Inflamação reduzida: Alguns estudos sugerem que o jejum pode reduzir a inflamação no corpo, diminuindo o risco de doenças crônicas. Melhor saúde digestiva: Reduzir a frequência das refeições pode dar uma pausa ao sistema digestivo, melhorando a digestão e a saúde intestinal. Longevidade e Saúde Celular Existem evidências preliminares que sugerem que a Dieta OMAD pode influenciar positivamente a longevidade e a saúde celular: Autofagia: O jejum prolongado pode ativar o processo de autofagia, no qual as células eliminam detritos e componentes danificados, promovendo a regeneração do celular.

CONCLUSÃO E FUTURO DA DIETA OMAD

Conclusão A dieta OMAD (One Meal A Day) ganhou popularidade como uma dieta que promete benefícios significativos para a saúde e controle de peso. Numerosos estudos destacaram os benefícios potenciais desta abordagem, incluindo: Perda de peso: A restrição calórica diária e a ingestão de apenas uma refeição por dia podem ajudar na perda de peso e na redução da massa gorda Melhor saúde metabólica: A dieta OMAD pode melhorar a flexibilidade metabólica e a sensibilidade à insulina , contribuindo para a prevenção e tratamento da diabetes tipo 2 Saúde do Fígado: Redução do índice de gordura no fígado graças à diminuição da ingestão calórica total Composição da Microbiota Intestinal: Efeitos positivos na composição da microbiota intestinal, com implicações benéficas para a saúde metabólica global , Futuro da Dieta

OMAD O futuro da dieta OMAD parece promissor, mas requer mais pesquisas para consolidar as evidências existentes e explorar novas áreas de interesse. Aqui estão alguns aspectos cruciais que podem definir o futuro da dieta OMAD: 1. Pesquisa contínua: São necessários mais estudos clínicos em grande escala para confirmar os benefícios a longo prazo da dieta OMAD e para compreender melhor os seus efeitos em diferentes populações e saúde. condições. 2. Personalização: O desenvolvimento de abordagens personalizadas à dieta OMAD, com base em factores individuais como idade, género, nível de actividade física e condições de saúde pré-existentes, poderia melhorar a sua eficácia e adesão. 3. Integração tecnológica: A utilização de tecnologias avançadas, como aplicações de monitorização de saúde, dispositivos vestíveis e algoritmos de inteligência artificial, poderia apoiar as pessoas que seguem a dieta OMAD, oferecendo feedback em tempo real e aconselhamento personalizado.

4. Educação e Conscientização: Aumentar o A conscientização e a educação sobre os benefícios e riscos da dieta OMAD podem ajudar as pessoas a tomar decisões informadas. Os programas educativos e os recursos online podem desempenhar um papel fundamental neste processo. 5. Integração com outras dietas: Estudar como a dieta OMAD pode ser combinada com outras abordagens nutricionais, tais como dietas à base de plantas ou cetogénicas, poderia fornecer novas opções para melhorar a saúde e o bem-estar. Concluindo, embora a dieta OMAD tenha demonstrado oferecer vários benefícios à saúde, seu sucesso depende da personalização e da adesão a longo prazo. Com investigação contínua e inovação tecnológica, a dieta OMAD poderá tornar-se uma componente cada vez mais integrada e apoiada das dietas saudáveis do futuro.

RECEITAS DE APERITIVOS

BRUSCHETTE DE TOMATE

Tempo de preparo: 10 minutos

Tempo de cozimento: 5 minutos

Doses: 1 pessoa

Ingredientes:

2 fatias de pão caseiro

1 tomate maduro

1 dente de alho

2 colheres de sopa de óleo

azeite extra virgem

Manjericão fresco a gosto

Sal e pimenta a gosto

Preparação:

Lave o tomate e corte-o em cubos. Pique finamente o alho e o manjericão. Em uma tigela grande, misture os tomates picados, o alho picado, o manjericão, o azeite virgem extra, o sal e a pimenta. Torre as fatias de pão caseiro na grelha ou no forno até dourar. Esfregue cada fatia de pão torrado com um dente de alho. Espalhe a mistura de tomate e manjericão sobre as fatias de pão. Sirva imediatamente e aproveite.

Valores nutricionais (por porção):

Calorias: 125kcal

Gordura: 6g

Carboidratos: 15 g

Proteína: 4g

Fibras: 2 g

CAPRESE COM MUSSARELA DE BÚFALA

Tempo de preparo: 5 minutos

Tempo de cozimento: 0 minutos

Doses: 1 pessoa

Ingredientes:

100 g de mussarela de búfala fresca

1 tomate maduro

Manjericão fresco a gosto

Azeite extra virgem a gosto

Sal e pimenta a gosto

Preparação:

Lave o tomate e corte-o em rodelas com cerca de 1 cm de espessura. Corte a mussarela de búfala em rodelas um pouco mais grossas que os tomates. Disponha os tomates e a mussarela em camadas em um prato de servir, alternando-os. Decore com folhas frescas de manjericão. Regue com um fio de azeite extra virgem. Sal e pimenta a gosto. Sirva imediatamente e aproveite.

Valores nutricionais (por porção):

Calorias: 200 kcal

Gordura: 15g

Carboidratos: 7g

Proteína: 12g

Fibras: 1g

CROSTINI COM PATÊ DE FÍGADO

Tempo de preparo: 15 minutos

Tempo de cozimento: 20 minutos

Doses: 1 pessoa

Ingredientes:

Para o patê de fígado:

100 g de fígado de galinha

1/4 cebola média

1/4 cenoura

1/4 talo de aipo

1 colher de sopa de azeite extra virgem

1 colher de sopa de manteiga

1/4 copo de vinho branco seco

1 anchova em azeite

1 colher de sopa de alcaparras

1 raminho de sálvia

1 raminho de alecrim

Sal e pimenta a gosto

Para os croutons:

2 fatias de pão caseiro

1 colher de sopa de azeite extra virgem

Preparação:

Prepare o patê de fígado: Lave e pique
finamente a cebola, a cenoura e o aipo.
Aqueça o azeite extra virgem em uma
panela. Adicione os legumes picados e
cozinhe por 3 minutos, mexendo de vez em
quando. Adicione os fígados de frango e
cozinhe por 3 minutos em fogo médio,
mexendo sempre. Adicione o vinho branco e
cozinhe por mais 3 minutos. anchova,
alcaparras, sálvia, alecrim, sal e pimenta a
gosto. Cozinhe por mais 10 minutos em fogo
baixo, mexendo de vez em quando.

Retire do fogo e deixe esfriar. Misture a mistura até obter um patê cremoso. Cubra com filme plástico e deixe descansar na geladeira por pelo menos 15 minutos. Prepare os croutons: Torre as fatias de pão caseiro no forno a 180°C durante 5-10 minutos, até dourar. Pincele as fatias de pão torradas com azeite virgem extra. Monte os croutons Espalhe o patê de fígado sobre os croutons torrados. Sirva imediatamente e aproveite.

Valores nutricionais (por porção):

Calorias: 175 kcal

Gordura: 10g

Carboidratos: 12 g

Proteína: 10g

Fibras: 1g

CARPACCIO DE CARNE

Tempo de preparo: 15 minutos

Tempo de cozimento: 0 minutos

Doses: 1 pessoa

Ingredientes:

125 g de filé bovino

25 g de rúcula selvagem

25 g de grana padano DOP

Azeite extra virgem a gosto

Suco de limão a gosto

Sal e pimenta a gosto

Preparação:

Corte o filé de carne em fatias finas (cerca de 2 mm) com uma faca afiada. Disponha as fatias de carne num prato de servir.

Tempere com azeite extra virgem, suco de limão, sal e pimenta a gosto. Decore com rúcula selvagem e Grana Padano DOP em flocos. Sirva imediatamente e aproveite. Para um carpaccio mais saboroso, pode-se marinar a carne por 15 minutos em uma emulsão de azeite virgem extra, suco de limão, sal, pimenta e aromas a gosto.

Valores nutricionais (por porção):

Calorias: 150 kcal

Gordura: 7g

Carboidratos: 2 g

Proteína: 15g

Fibras: 1g

CANAPÉS DE SALMÃO FUMADO

Tempo de preparo: 10 minutos

Tempo de cozimento: 0 minutos

Doses: 1 pessoa

Ingredientes:

2 fatias de pão para sanduíches

50 g de salmão fumado

25 g de queijo para barrar

(como Filadélfia)

Manteiga a gosto

Pimenta rosa a gosto

Cebolinha a gosto

Preparação:

Torre as fatias de pão sanduíche no forno a 180°C por 5 minutos, até dourar. Espalhe uma fina camada de manteiga em cada fatia de pão. Espalhe o queijo para barrar sobre as fatias de pão. Adicione as fatias ou pedaços de salmão defumado. Decore com pimenta rosa e cebolinha picada. Sirva imediatamente e aproveite.

Valores nutricionais (por porção):

Calorias: 300kcal

Gordura: 15g

Carboidratos: 30 g

Proteína: 15g

Fibras: 2 g

SALADA DO MARISCO

Tempo de preparo: 20 minutos

Tempo de cozimento: 10 minutos

(se usar camarões frescos)

Doses: 1 pessoa

Ingredientes:

100 g de camarão (fresco ou congelado)

50 g de polvo

50g de lula

50 g de mexilhões

50 g de amêijoas

50 g de tomate cereja

1/2 cebola roxa

1 pepino

1/4 de alface

Azeite extra virgem a gosto

Suco de limão a gosto

Sal e pimenta a gosto

Salsa fresca a gosto (opcional)

Preparação:

Se usar camarões frescos, limpe-os e descasque-os. Cozinhe os camarões, o polvo e as lulas em água fervente com sal por 10 minutos. Abra os mexilhões e as amêijoas num tacho com um fio de azeite e uma pitada de vinho branco. Corte o tomate cereja, a cebola e o pepino em pedaços pequenos. Lave a alface e corte-a em tiras. Numa tigela grande, misture o camarão, o polvo, a lula, os mexilhões, as amêijoas, o tomate cereja, a cebola, o pepino e a alface. Tempere com azeite extra virgem, suco de limão, sal e pimenta a gosto.

Decore com salsa fresca picada (opcional). Sirva imediatamente e desfrute. Para um sabor mais intenso, pode marinar o peixe numa emulsão de azeite virgem extra, sumo de limão, ervas aromáticas e especiarias durante 30 minutos antes de o cozinhar.

Valores nutricionais (por porção):

Calorias: 450 kcal

Gordura: 20g

Carboidratos: 30 g

Proteína: 40g

Fibras: 5g

PRESUNTO E MELÃO

Tempo de preparo: 5 minutos

Tempo de cozimento: 0 minutos

Doses: 1 pessoa

Ingredientes:

150 g de melão cantalupo

75 g de presunto cru

(de Parma ou San Daniele)

Hortelã fresca a gosto

Preparação:

Corte o melão em rodelas com cerca de 2 cm de espessura. Retire a casca e as sementes. Corte o presunto cru em rodelas finas.

Disponha as fatias de melão em um prato de servir. Coloque as rodelas de presunto cru sobre o melão. Decore com folhas de hortelã fresca. Sirva imediatamente e aproveite.

Valores nutricionais (por porção):

Calorias: 250 kcal

Gordura: 12g

Carboidratos: 30 g

Proteína: 8g

Fibras: 2 g

ALMÔNDEGAS DE BERINJELAS

Tempo de preparo: 30 minutos

Tempo de cozimento: 20 minutos

Porções: 4 almôndegas

Ingredientes:

1 berinjela média

50 g de pão amanhecido

50g de ricota

1 ovo

2 colheres de sopa de parmesão ralado

1 dente de alho

Manjericão fresco a gosto

Azeite extra virgem a gosto

Sal e pimenta a gosto

Pão ralado a gosto

Preparação:

Lave a berinjela e corte-a em cubos. Frite os cubos de berinjela em azeite extra virgem até dourar. Escorra-os em papel absorvente e deixe esfriar. Numa tigela, esmigalhe o pão amanhecido e umedeça-o com um pouco de leite. Adicione a ricota, o ovo, o parmesão ralado, o alho picado, o manjericão picado, sal e pimenta a gosto. Misture bem a mistura até obter uma mistura homogênea. Adicione as berinjelas fritas e misture delicadamente. Forme almôndegas com a mistura obtida e passe-as na farinha de rosca. Disponha as almôndegas num tabuleiro coberto com papel manteiga. Asse em forno pré-aquecido a 180°C por 20 minutos. Sirva as almôndegas de berinjela quentes e saboreie. Valores nutricionais (por porção): Calorias: 300 kcal, Gorduras: 15 g, Carboidratos: 30 g Proteínas: 15 g, Fibras: 5 g

OMELETE DE ABOBRINHA

Tempo de preparo: 15 minutos

Tempo de cozimento: 10 minutos

Doses: 1 pessoa

Ingredientes:

2 ovos

1 abobrinha média

1 colher de sopa de óleo

azeite extra virgem

1 dente de alho

Sal e pimenta a gosto

Manjericão fresco a gosto (opcional)

Preparação:

Lave a abobrinha e corte-a em rodelas finas. Aqueça o azeite virgem extra numa frigideira antiaderente.

Refogue o alho picado por um minuto. Adicione as fatias de abobrinha e cozinhe por 5-7 minutos, mexendo ocasionalmente, até ficarem macias. Numa tigela, bata os ovos com uma pitada de sal e pimenta. Despeje a mistura de ovos na panela com as abobrinhas. Cozinhe a omelete em fogo baixo por 5-7 minutos, até que as bordas fiquem firmes. Dobre a omelete ao meio e cozinhe por mais 2 minutos. Sirva a omelete de abobrinha quente, guarnecida com manjericão fresco picado (opcional).

Valores nutricionais (por porção):

Calorias: 250 kcal

Gordura: 15g

Carboidratos: 10 g

Proteína: 15g

Fibras: 2 g

LARANJAS DE ARROZ

Tempo de preparo: 45 minutos

Tempo de cozimento: 40 minutos

Doses: 2-3 arancini

Ingredientes:

Para o arroz:

100 g de arroz arbóreo

1/2 cebola

1/2 cenoura

1/2 talo de aipo

400 ml de caldo de legumes

2 colheres de sopa de azeite extra virgem

1/2 copo de vinho branco seco

40g de parmesão ralado

Sal e pimenta a gosto

Para o recheio:

50 g de molho de carne

(ou outro recheio a gosto)

1 ovo ralado a gosto

Óleo para fritar a gosto

Preparação:

Prepare o arroz: Pique finamente a cebola, a cenoura e o aipo. Aqueça o azeite extra virgem em uma panela. Frite os legumes picados por 5 minutos. Adicione o arroz e torrar por 2 minutos. Adicione o vinho branco e cozinhe por 1 minuto. Adicione o caldo de legumes, uma concha de cada vez, mexendo sempre, e cozinhe por 15-20 minutos, até que o arroz esteja cozido e cremoso. Retire do fogo e junte o parmesão ralado, sal e pimenta a gosto. Deixe o arroz esfriar completamente.

Prepare o recheio: Misture o molho de carne (ou outro recheio a gosto) com o ovo. Monte o arancini: Pegue uma porção de arroz frio e forme uma bola. Faça um buraco no centro do bolinho de arroz e coloque uma colher de chá de recheio. Feche bem o buraco e dê um formato redondo ao arancini. Cubra o arancini com pão ralado. Frite o arancini: Aqueça o óleo para fritar em uma frigideira funda. Frite os arancini aos poucos por 4-5 minutos, até que estejam dourados por todos os lados. Escorra-os em papel absorvente e sirva-os quentes.

Valores nutricionais (por porção):

Calorias: 500kcal

Gordura: 25g

Carboidratos: 10 g

Proteína: 15g

Fibras: 2 g

CAMARÃO AO MOLHO ROSA

Tempo de preparo: 20 minutos

Tempo de cozimento: 10 minutos

Doses: 1 pessoa

Ingredientes:

Para o molho rosa:

50 g de maionese

1 colher de sopa de ketchup

1 colher de chá de mostarda doce

1 colher de chá de molho inglês

50 ml de creme fresco

Sal e pimenta a gosto

Para o camarão:

200 g de camarões frescos

1 limão, água a gosto

Sal a gosto Pimenta a gosto

Preparação:

Para o molho rosa: Em uma tigela, misture a maionese, o ketchup, a mostarda doce, o conhaque (se for usar), o molho inglês e o creme de leite fresco. Tempere com sal e pimenta a gosto. Cubra a tigela com filme plástico e deixe descansar na geladeira por pelo menos 30 minutos. Para os camarões: Lave os camarões e descasque-os, retirando a carapaça e o fio intestinal. Em uma panela, leve água para ferver com uma pitada de sal. Adicione os camarões e cozinhe por 3-4 minutos, até ficarem rosados.

Escorra os camarões e deixe esfriar. Regue o camarão com um fiozinho de suco de limão. Montagem do prato: Disponha os camarões num prato de servir. Sirva o molho rosa à parte ou regue com os camarões.

Valores nutricionais (por porção):

Calorias: 350 kcal

Gordura: 20g

Carboidratos: 5 g

Proteína: 30g

Fibras: 1g

FOCACCIA COM AZEITONA

Tempo de preparo: 1 hora e 30 minutos

Tempo de cozimento: 20 minutos

Doses: 1 bandeja pequena

(aproximadamente 20 cm de diâmetro)

Ingredientes:

200 g de farinha 00

100 ml de água morna

3 g de fermento de cerveja fresco

1 colher de sopa de azeite extra virgem

5g de sal

10 azeitonas pretas sem caroço

Alecrim a gosto

Preparação:

Em uma tigela grande, dissolva o fermento de cerveja na água morna. Adicione a farinha, o azeite extra virgem e o sal. Sove por cerca de 10 minutos, até obter uma massa lisa e elástica. Cubra a tigela com um pano úmido e deixe levedar em local aquecido por 1 hora. Pegue a massa e abra sobre uma assadeira untada com óleo, formando um disco de cerca de 20 cm de diâmetro. Faça furos na superfície da massa com os dedos. Espalhe as azeitonas pretas sobre a focaccia e pressione-as levemente na massa. Polvilhe a focaccia com uma pitada de alecrim.

Cubra novamente a panela com o pano e deixe levedar por mais 30 minutos. Cozinhe a focaccia em forno pré-aquecido a 200°C por aproximadamente 20 minutos, até dourar. Retire a focaccia do forno e deixe esfriar um pouco antes de servir.

Valores nutricionais (por porção):

Calorias: 300kcal

Gordura: 15g

Carboidratos: 35 g

Proteína: 10g

Fibras: 3 g

TORTA DE COGUMELOS

Tempo de preparo: 30 minutos

Tempo de cozimento: 40 minutos

Doses: 1 torta pequena salgada

(aproximadamente 20 cm de diâmetro)

Ingredientes:

Para a massa quebrada:

150 g de farinha 00

75 g de manteiga fria cortada em cubos

50g de parmesão ralado

1 ovo

Uma pitada de sal

Para o recheio:

200 g de cogumelos mistos

(champignon, cogumelos porcini, unhas)

1 cebola pequena 1 dente de alho

2 colheres de sopa de azeite extra virgem

50 ml de creme fresco

2 colheres de sopa de salsa picada

Sal e pimenta a gosto

Preparação:

Para a massa quebrada: Em uma tigela grande, misture a farinha, o parmesão ralado e o sal. Adicione a manteiga fria aos cubos e trabalhe a mistura com os dedos até obter uma massa arenosa. Adicione o ovo e misture tudo até obter uma mistura homogênea. Forme uma bola com a massa, embrulhe em filme plástico e deixe descansar na geladeira por 30 minutos. Para o recheio: Limpe os cogumelos e corte-os em rodelas. Pique finamente a cebola e o alho. Numa frigideira aqueça o azeite virgem extra e frite a cebola e o alho durante 2-3 minutos. Adicione os cogumelos e cozinhe-os durante 10-15 minutos, mexendo de vez em quando, até murcharem bem. Sal e pimenta a gosto.

Adicione o creme de leite fresco e a salsa picada e cozinhe por mais 2-3 minutos. Retire do fogo e deixe esfriar. Monte o saboroso bolo: Pré-aqueça o forno a 180°C. Abra a massa quebrada sobre uma folha de papel manteiga, formando um disco com cerca de 25 cm de diâmetro. Transfira o disco de massa quebrada com o papel manteiga para uma assadeira. Espalhe o recheio de cogumelos sobre a massa quebrada, nivelando bem. Dobre as bordas da massa para dentro, criando uma borda decorativa. Asse em forno pré-aquecido por 40 minutos, até dourar. Retire a saborosa torta do forno e deixe esfriar um pouco antes de servir. Valores nutricionais (por porção):

Calorias: 450 kcal

Gordura: 25g

Carboidratos: 35 g

Proteína: 20g

Fibras: 5g

ROLINHOS DE PRESUNTO E ESPARGOS

Tempo de preparo: 15 minutos

Tempo de cozimento: 10 minutos

Doses: 4 rolos

Ingredientes:

4 fatias de presunto cru

8 aspargos

1 colher de sopa de azeite extra virgem

Sal e pimenta a gosto

Preparação:

Lave os aspargos e corte a parte dura. Cozinhe os aspargos no vapor por 5-10 minutos, até ficarem macios. Disponha uma fatia de presunto cru sobre uma superfície de trabalho.

Coloque 2 aspargos sobre o presunto cru. Enrole o presunto cru sobre os aspargos, formando um rolo. Prenda o rolo com um palito. Repita a operação para os outros 3 rolos. Aqueça o azeite virgem extra numa frigideira antiaderente. Cozinhe os rolinhos de presunto e aspargos por 2-3 minutos de cada lado, até que o presunto esteja dourado. Sal e pimenta a gosto.

Valores nutricionais (por porção):

Calorias: 350 kcal

Gordura: 20g

Carboidratos: 30 g

Proteína: 10g

Fibras: 5g

TORTA DE BATATA E QUEIJO

Tempo de preparo: 30 minutos

Tempo de cozimento: 40 minutos

Porções: 1 bolo

Ingredientes:

500g de batatas

100g de queijo ralado

(como fontina ou provola)

2 ovos

50 ml de leite

2 colheres de sopa de manteiga

Sal e pimenta a gosto

Pão ralado a gosto

Preparação:

Descasque as batatas e corte-as em rodelas finas. Numa tigela, bata os ovos com o leite, o sal e a pimenta. Adicione o queijo ralado e misture bem. Unte com manteiga uma assadeira. Disponha as rodelas de batata em camadas na frigideira, polvilhando-as com a mistura de ovo e queijo. Polvilhe cada camada de batatas com um pouco de pão ralado. Finalize com uma camada de batatas e pão ralado. Asse em forno pré-aquecido a 180°C por 40 minutos, até dourar. Retire a torta de batata e queijo do forno e deixe esfriar um pouco antes de servir. Valores nutricionais (por porção):

Calorias: 550 kcal Gordura: 35 g

Carboidratos: 45 g Proteínas: 20 g

Fibras: 5g

CROSTINI COM CAPONATA

Tempo de preparo: 20 minutos

Tempo de cozimento: 40 minutos

Porções: 4 croutons

Ingredientes:

Para a caponata:

200 g de berinjela

100 g de pimentão (amarelo e vermelho)

50 g de aipo

50g de azeitonas pretas

2 colheres de sopa de alcaparras

1 cebola pequena

2 dentes de alho

2 colheres de sopa de azeite extra virgem

1 colher de sopa de vinagre de vinho branco

Sal e pimenta a gosto

Para os croutons:

4 fatias de pão caseiro

1 colher de sopa de azeite extra virgem

Preparação:

Para a caponata: Corte as beringelas em cubos e coloque-as em água e sal durante 30 minutos. Corte os pimentos em tiras, o aipo em pedaços e as azeitonas em rodelas. Pique finamente a cebola e os dentes de alho. Aqueça o azeite extra virgem em uma panela grande. Refogue a cebola e o alho por 2-3 minutos. Adicione os pimentões e cozinhe por 10 minutos. Adicione as beringelas escorridas e as alcaparras e cozinhe por mais 10 minutos. Adicione as azeitonas pretas e o aipo e cozinhe por mais 5 minutos. Adicione o vinagre de vinho branco e cozinhe por mais 2 minutos. Sal e pimenta a gosto. Deixe a caponata esfriar.

Para os croutons: Torre as fatias de pão caseiro em forno pré-aquecido a 180°C por 5 minutos. Pincele as fatias de pão torradas com azeite virgem extra. Distribua a caponata nos croutons. Sirva o crostini com caponata quente ou em temperatura ambiente.

Valores nutricionais (por porção):

Calorias: 300kcal

Gordura: 20g

Carboidratos: 30 g

Proteína: 10g

Fibras: 5g

ESPETOS DE MUSSARELA
E TOMATE

Tempo de preparo: 10 minutos

Tempo de cozimento: 0 minutos

Doses: 1 pessoa

Ingredientes:

12 tomates cereja

8 palitos de mussarela cereja

10 folhas frescas de manjericão

Azeite extra virgem a gosto

Sal a gosto

Preparação:

Lave os tomates cereja e corte-os ao meio. Escorra a mussarela. Espete alternadamente uma folha de manjericão, um tomate cereja e uma mussarela no espeto. Continue espetando os ingredientes até que o espeto esteja completo. Tempere com um fio de azeite virgem extra e uma pitada de sal. Sirva imediatamente os espetinhos de mussarela e tomate cereja.

Valores nutricionais (por porção):

Calorias: 200 kcal

Gordura: 12g

Carboidratos: 10 g

Proteína: 10g

Fibras: 2 g

MUFFINS SALGADOS COM ESPINAFRE E FETA

Tempo de preparo: 20 minutos

Tempo de cozimento: 20 minutos

Porções: 6 muffins

Ingredientes:

200 g de farinha 00

50g de parmesão ralado

1 colher de chá de fermento em pó

Sal e pimenta a gosto

2 ovos

150ml de leite

50 g de manteiga derretida

200 g de espinafre fresco

150 g de queijo feta esfarelado

Preparação:

Pré-aqueça o forno a 180°C. Em uma tigela grande, misture a farinha, o parmesão ralado, o fermento, o sal e a pimenta. Em outra tigela, bata os ovos com o leite e a manteiga derretida. Adicione os líquidos aos sólidos e misture até ficar homogêneo. Adicione os espinafres lavados e espremidos e o queijo feta esfarelado. Despeje a mistura em 6 formas de muffin untadas com manteiga e enfarinhadas. Asse em forno pré-aquecido por 20 minutos, até dourar. Retire do forno os saborosos muffins com espinafre e queijo feta e deixe esfriar um pouco antes de servir.

Valores nutricionais (por porção - 1 muffin):

Calorias: 300kcal

Gordura: 15g

Carboidratos: 30 g

Proteína: 15g

Fibras: 5g

ABOBRINHA RECHEADA

Tempo de preparo: 20 minutos

Tempo de cozimento: 40 minutos

Doses: 1 pessoa

Ingredientes:

2 abobrinhas médias

100 g de carne picada (bovina ou vitela)

50 g de pão ralado

25g de parmesão ralado

1/2 ovo

1/2 cebola pequena

1 dente de alho

1 colher de sopa de azeite extra virgem

25 ml de molho de tomate

Sal e pimenta a gosto

Preparação:

Lave as abobrinhas e corte-as ao meio no sentido do comprimento, obtendo 2 barcos. Esvazie os barquinhos de abobrinha com uma colher, retirando a polpa e formando uma cavidade. Pique finamente a cebola e o dente de alho. Numa frigideira aqueça o azeite virgem extra e frite a cebola e o alho durante 2-3 minutos. Adicione a carne picada e cozinhe por 5 minutos, esfarelando com uma colher de pau. Sal e pimenta a gosto. Adicione a polpa de abobrinha picada, o pão ralado, o parmesão ralado e meio ovo. Misture bem a mistura até obter uma mistura homogênea. Encha os barquinhos de abobrinha com a mistura de carne. Disponha as abobrinhas recheadas em uma assadeira. Despeje o molho de tomate no fundo da panela.

Asse em forno pré-aquecido a 180°C por 40 minutos, cobrindo a assadeira com papel alumínio durante os primeiros 20 minutos. Descubra as abobrinhas recheadas durante os últimos 20 minutos de cozimento. Retire as abobrinhas recheadas do forno e deixe esfriar antes de servir. Decore com folhas frescas de manjericão (opcional).

Valores nutricionais (por porção):

Calorias: 225kcal

Gordura: 12,5g

Carboidratos: 17,5 g

Proteína: 12,5g

Fibras: 2,5 g

Observação:

TARTAR DE ATUM

Tempo de preparo: 10 minutos

Tempo de cozimento: 0 minutos

Doses: 1 pessoa

Ingredientes:

100 g de atum fresco

1/2 limão

1/2 colher de sopa de alcaparras

1/4 chalota pequena

5 azeitonas pretas sem caroço

2 colheres de sopa de azeite extra virgem

Sal e pimenta a gosto

Salsa fresca a gosto (opcional)

Preparação:

Corte o atum em cubos bem pequenos. Pique finamente a cebola e as alcaparras. Pique as azeitonas pretas. Numa tigela, misture o atum, a chalota, as alcaparras, as azeitonas pretas, o azeite virgem extra, o sumo de meio limão, o sal e a pimenta a gosto. Cubra a tigela com filme plástico e deixe descansar na geladeira por pelo menos 30 minutos. Sirva o tártaro de atum com croutons, bolachas ou salada verde. Decore com salsa fresca picada (opcional).

Valores nutricionais (por porção):

Calorias: 200 kcal

Gordura: 10,5g

Carboidratos: 15,5 g

Proteína: 10,5g

Fibras: 2,5 g

SALADA DE FRANGO MEDITERRÂNICO

Tempo de preparo: 20 minutos

Tempo de cozimento: 20 minutos

Doses: 1 pessoa

Ingredientes:

150g de peito de frango

100 g de tomate cereja

75g de milho doce

50g de azeitonas pretas

75 g de queijo Emmental

Azeite extra virgem a gosto

1-2 folhas frescas de manjericão

Orégano a gosto

Sal e pimenta a gosto

Preparação:

Cozinhe o peito de frango: corte o peito de frango em rodelas com cerca de 1 cm de espessura. Numa frigideira antiaderente aqueça um fio de azeite virgem extra e cozinhe as rodelas de frango durante 3-4 minutos de cada lado, em lume médio-alto, até dourar. Sal e pimenta a gosto. Depois de cozido, corte o frango em cubos. Prepare os demais ingredientes: lave os tomates cereja e corte-os ao meio. Dissolva o milho do líquido conservante. Corte o queijo Emmental em cubos. Lave as azeitonas pretas, se necessário. Monte a salada: em uma tigela grande, misture o frango em cubos, o tomate cereja, o milho, as azeitonas pretas e o queijo Emmental.

Tempere a salada: regue a salada com um fio de azeite virgem extra, acrescente uma folha de manjericão fresco picado e uma pitada de orégano. Sal e pimenta a gosto. Mexa delicadamente a salada para combinar todos os ingredientes. Sirva a salada mediterrânea de frango imediatamente, em temperatura ambiente.

Valores nutricionais (por porção):

Calorias: 400 kcal

Gordura: 25g

Carboidratos: 25 g

Proteína: 25g

Fibras: 5g

SALMÃO COM LEGUMES ASSADOS

Tempo de preparo: 15 minutos

Tempo de cozimento: 25 minutos

Doses: 1 pessoa

Ingredientes:

1 fatia de salmão fresco (cerca de 150 g)

150 g de mistura de vegetais (à sua escolha, por ex.

exemplo batatas, cenouras, cebolas, pimentões)

Azeite extra virgem a gosto

Sal e pimenta a gosto

Ervas aromáticas frescas a gosto

(por exemplo, alecrim, tomilho, manjericão)

Preparação:

Pré-aqueça o forno a 200°C. Lave e corte os legumes em pedaços de tamanhos semelhantes.

Em uma tigela grande, misture os legumes com um fiozinho de azeite virgem extra, sal e pimenta a gosto. Espalhe os legumes num tabuleiro forrado com papel manteiga. Coloque o bife de salmão sobre os legumes. Tempere o salmão com um fio de azeite virgem extra, sal, pimenta e as ervas aromáticas frescas escolhidas. Asse no forno pré-aquecido por 20-25 minutos ou até que o salmão esteja cozido e os vegetais dourem. Sirva o salmão quente com legumes assados, acompanhado de arroz ou quinoa se desejar.

Valores nutricionais (por porção):

Calorias: 450 kcal

Gordura: 20g

Carboidratos: 35 g

Proteína: 30g

Fibras: 10 g

BOLINHOS DE ABROBRINHA

Tempo de preparo: 15 minutos

Tempo de cozimento: 5 minutos

Doses: 1 pessoa

Ingredientes:

1 abobrinha média

1 ovo

25g de queijo ralado

25 g de farinha 00

25ml de leite

Sal e pimenta a gosto

Óleo de semente para fritar a gosto

Manjericão fresco a gosto (opcional)

Preparação:

Lave a abobrinha e rale-a grosseiramente.
Em uma tigela larga,

bata o ovo com uma pitada de sal e pimenta. Adicione o queijo ralado, a farinha e o leite, mexendo até obter uma mistura homogênea. Adicione a abobrinha ralada e misture bem. Aqueça o óleo vegetal em uma frigideira antiaderente em fogo médio. Despeje uma colher da mistura na panela, formando uma panqueca com cerca de 5 cm de diâmetro. Cozinhe a panqueca por 2-3 minutos de cada lado ou até dourar. Escorra a panqueca em papel absorvente de cozinha. Sirva a panqueca de curgete quente, acompanhada de molho de tomate ou iogurte grego. Decore com uma folha fresca de manjericão (opcional). Valores nutricionais (por porção): Calorias: 100 kcal

Gordura: 5g

Carboidratos: 10 g

Proteína: 5g

Fibras: 1g

**PRESUNTO CRU COM
FIGOS FRESCOS**

Tempo de preparo: 5 minutos

Tempo de cozimento: 0 minutos

Doses: 1 pessoa

Ingredientes:

50 g de presunto cru

2 figos frescos

2 nozes

Mel a gosto

Preparação:

Lave os figos e corte-os ao meio. Descasque as nozes. Disponha as fatias de presunto cru num prato de servir. Distribua os figos e as nozes entre as fatias de presunto. Regue com um fiozinho de mel. Sirva o aperitivo de presunto cru com figos frescos e nozes. Você também pode usar outros tipos de frutas frescas, como melão ou uva. Se preferir, você pode substituir as nozes por amêndoas ou pistache. A entrada de presunto cru com figos frescos é um prato simples e requintado, perfeito para uma ocasião especial.

Valores nutricionais (por porção):

Calorias: 150 kcal

Gordura: 7,5g

Carboidratos: 10 g

Proteína: 7,5g

Fibras: 1g

SOPA DE FRANGO E VEGETAIS

Tempo de preparo: 15 minutos

Tempo de cozimento: 20 minutos

Doses: 1 pessoa

Ingredientes:

350 g de pedaços de frango

1/2 cenoura

1/2 talo de aipo 1/4 de cebola

1/4 de um raminho de louro

1/2 folha de sálvia

Sal e pimenta a gosto

500 ml de água

25 g de macarrão curto

Preparação:

Lave o frango e corte-o em pedaços.
Descasque a cenoura e corte-a em rodelas.
Lave o aipo

e corte em pedaços. Descasque a cebola e corte-a em rodelas. Numa panela grande coloque o frango, a cenoura, o aipo, a cebola, o louro, a sálvia, o sal e a pimenta a gosto. Cubra com água e deixe ferver. Reduza o fogo, tampe a panela e cozinhe por cerca de 15 minutos ou até que o frango esteja cozido. Retire o frango da frigideira e deixe esfriar um pouco. Coe o caldo e coloque-o novamente na panela. Adicione o macarrão e cozinhe de acordo com o tempo de cozimento indicado na embalagem. Desfie o frango e adicione à sopa. Misture bem e sirva a sopa de frango e legumes bem quente. Valores nutricionais (por porção):

Calorias: 200 kcal

Gordura: 7,5g

Carboidratos: 17,5 g

Proteína: 15g

Fibras: 2,5 g

BIFE COM BATATA DOCE

Tempo de preparo: 10 minutos

Tempo de cozimento: 25 minutos

Doses: 1 pessoa

Ingredientes:

1 bife (cerca de 200 g)

1 batata doce

Azeite extra virgem a gosto

Sal e pimenta a gosto

Alecrim fresco a gosto (opcional)

Preparação:

Pré-aqueça o forno a 200°C. Lave a batata-doce e pique-a com um garfo. Embrulhe a batata-doce em papel alumínio e leve ao forno por cerca de 25 minutos ou até ficar macia.

Enquanto isso, aqueça um fiozinho de azeite virgem extra em uma frigideira antiaderente em fogo alto. Sal e pimenta o bife a gosto. Cozinhe o bife por 2-3 minutos de cada lado ou até o ponto desejado. Adicione o alecrim fresco à panela nos últimos 30 segundos de cozimento (opcional). Sirva o bife com a batata doce assada.

Valores nutricionais (por porção):

Calorias: 250 kcal

Gordura: 12,5g

Carboidratos: 25 g

Proteína: 15g

Fibras: 2,5 g

TOSTA DE ABACATE

Tempo de preparo: 5 minutos

Tempo de cozimento: 0 minutos

Doses: 1 pessoa

Ingredientes:

1 fatia de pão integral

1/2 abacate maduro

Suco de limão a gosto

Sal e pimenta a gosto

Opcional:

Ovo escalfado

Sementes de chia

Flocos de pimenta

Molho Sriracha

Preparação:

Torrar pão integral. Amasse o abacate maduro em uma tigela com um garfo. Adicione um fiozinho de suco de limão, sal e pimenta a gosto. Espalhe o creme de abacate na torrada. Decore com ingredientes opcionais de sua preferência (ovo escalfado, sementes de chia, pimenta em flocos, molho sriracha. Você também pode usar diferentes tipos de pão, como pão branco ou pão multigrãos). Se o abacate não estiver maduro o suficiente, você pode torná-lo mais cremoso adicionando uma colher de iogurte grego ou ricota.

Valores nutricionais (por porção):

Calorias: 250 kcal

Gordura: 15g

Carboidratos: 20 g

Proteína: 10g

Fibras: 5g

SALADA DE ATUM

Tempo de preparo: 10 minutos

Tempo de cozimento: 0 minutos

Doses: 1 pessoa

Ingredientes:

80 g de atum em óleo

1 tomate

1/2 pepino

1/4 cebola roxa

1/4 de abacate maduro

10 azeitonas pretas

Salada verde a gosto

Azeite extra virgem a gosto

Vinagre balsâmico a gosto

Sal e pimenta a gosto

Preparação:

Escorra o atum no azeite e esmigalhe-o numa tigela. Corte o tomate, o pepino, a cebola roxa e o abacate em pedaços pequenos. Adicione as azeitonas pretas e a salada verde picada à mão. Tempere com azeite virgem extra, vinagre balsâmico, sal e pimenta a gosto. Misture bem e sirva a salada de atum. Você pode variar os ingredientes da salada de atum ao seu gosto, por exemplo adicionando batatas cozidas, ovos cozidos ou feijão. Se preferir um sabor mais saboroso, pode usar atum natural e adicionar uma pitada de alcaparras.

Valores nutricionais (por porção):

Calorias: 400 kcal

Gordura: 25g

Carboidratos: 20 g

Proteína: 30g

Fibras: 5g

HAMBÚRGUER DE FRANGO

Tempo de preparo: 15 minutos

Tempo de cozimento: 10 minutos

Doses: 1 pessoa

Ingredientes:

125 g de frango picado

1/2 cebola branca picada

1/4 xícara de pão ralado

1 colher de sopa de salsa fresca picada

1 ovo

Sal e pimenta a gosto

1 colher de sopa de azeite extra virgem

Pão de hambúrguer

Para enfeitar (opcional):

Tomate, Alface, Cebola

Preparação:

Em uma tigela grande, misture o frango picado, a cebola picada, o pão ralado, a salsa, o ovo, o sal e a pimenta a gosto. Transforme a mistura de frango em um hambúrguer compacto. Aqueça o azeite extra virgem em uma frigideira antiaderente em fogo médio. Cozinhe o hambúrguer de frango por 4-5 minutos de cada lado ou até dourar e ficar cozido. Aqueça o pão de hambúrguer. Recheie o sanduíche com o hambúrguer de frango, legumes e molhos de sua preferência. Sirva o hambúrguer de frango quente.

Valores nutricionais (por porção):

Calorias: 350 kcal

Gordura: 15g

Carboidratos: 25 g

Proteína: 30g

Fibras: 2 g

OMELETE DE VEGETAIS

Tempo de preparo: 5 minutos

Tempo de cozimento: 5 minutos

Doses: 1 pessoa

Ingredientes:

2 ovos

1 colher de sopa de leite

Sal e pimenta a gosto

1 colher de sopa de azeite extra virgem

Legumes à sua escolha (por exemplo, tomate, espinafre, cogumelos, pimentão)

Queijo ralado a gosto (opcional)

Preparação:

Numa tigela, bata os ovos com o leite, o sal e a pimenta a gosto. Aqueça o azeite extra virgem em uma frigideira antiaderente em fogo médio. Despeje a mistura de ovos na panela e espalhe uniformemente. Adicione os legumes de sua preferência, cortados em pedaços pequenos. Cozinhe a omelete por 2-3 minutos ou até que as bordas comecem a firmar. Dobre a omelete ao meio ou em três. Cozinhe por mais um minuto, se desejar. Polvilhe com queijo ralado (opcional). Sirva a omelete de legumes quente. Valores nutricionais (por porção):

Calorias: 250 kcal

Gordura: 15g

Carboidratos: 5 g

Proteína: 20g

Fibras: 2 g

RECEITAS
PRIMEIROS PRATOS

ESPAGUETE CARBONARA

Tempo de preparo 10 minutos

Tempo de cozimento 15 minutos

Dose para 1 Pessoa

Ingredientes

100 g de espaguete

50g de bacon

1 ovo grande

20g de pecorino

romano ralado

Sal a gosto

Pimenta preta a gosto

Preparação

1. Cozinhe o macarrão: Leve uma panela com água e sal para ferver e cozinhe o espaguete até ficar al dente (cerca de 8/10 minutos). 2. Prepare o bacon: Corte o bacon em cubos e doure-o numa frigideira em fogo médio até ficar crocante (cerca de 5/7 minutos). Não há necessidade de adicionar óleo, pois o bacon vai liberar gordura. 3. Prepare o Creme de Ovos: Numa tigela, bata o ovo com o pecorino romano ralado e uma pitada de pimenta preta. Misture bem até obter um creme homogêneo. 4. Combine os ingredientes: Quando o espaguete estiver cozido, escorra-o (reservando um pouco da água do cozimento) e coloque na panela com o bacon. Misture bem para misturar os sabores. 5. Faça a Carbonara: Retire a panela do fogo e acrescente o ovo e o creme de pecorino. Mexa rapidamente para evitar que o ovo coagule e vire uma omelete.

Se necessário, adicione um pouco da água do cozimento do macarrão para deixar tudo mais cremoso. 6. Servir: Sirva imediatamente o espaguete à carbonara, com uma pitada de pimenta-do-reino e, se desejar, um pouco mais de pecorino ralado.

Valores Nutricionais (por porção)

Calorias: 450 kcal Carboidratos: 50 g Proteínas: 20 g Gorduras: 18 g Gorduras saturadas: 6 g Colesterol: 220 mg Sódio: 600 mg Fibras: 2 g Açúcares: 2 g

Esta receita clássica é simples mas cheia de sabor, perfeita para uma refeição rápida e deliciosa.

ESPAGUETE DE ABOBRINHA COM PESTO DE ESPINAFRE E FRANGO

Tempo de preparo: 20 minutos

Tempo de cozimento: 15 minutos

Ingrediente:

Serve 4 pessoas

4 abobrinhas

200g de peito de frango cortado em cubos

100 g de espinafre fresco

30 g de nozes, 2 dentes de alho

50g de parmesão ralado

Suco de 1/2 cidra

3 colheres de sopa de azeite,

sal e pimenta a gosto.

Preparação:

Usando um espiralizador ou descascador de batatas, crie "espaguete" de abobrinha. Deixe-os de lado. Em uma panela, aqueça uma colher de sopa de azeite e cozinhe os cubos de frango até ficarem cozidos e dourados. Deixe de lado. No liquidificador ou liquidificador, misture o espinafre, as nozes, o alho, o parmesão ralado, o suco de limão, o sal e a pimenta. Misture até obter uma consistência cremosa. Adicione gradualmente o azeite até obter a consistência desejada. Numa panela, aqueça o "espaguete" de abobrinha com uma colher de azeite até ficar macio. Adicione o pesto de espinafres à frigideira com o "espaguete" de courgette e misture bem para temperar o esparguete. Adicione o frango cozido à frigideira e mexa delicadamente. Sirva o "espaguete" de abobrinha com espinafre e pesto de frango. Valores nutricionais (por porção): Calorias: 400 kcal, Gordura: 20 g Carboidratos: 50 g, Proteínas: 10 g Fibra: 2 g

RISOTO DE COGUMELOS

Tempo de preparo: 20 minutos

Tempo de cozimento: 25 minutos

Doses: 1 pessoa

Ingredientes:

80 g de arroz Carnaroli

200 g de cogumelos frescos misturados

(ou 10 g de cogumelos secos)

1/2 chalota picada

1/2 copo de vinho branco seco

500 ml de caldo de legumes

1 noz de manteiga

20g de parmesão ralado

Sal e pimenta a gosto

Preparação:

Se usar cogumelos secos, deixe-os de molho em água morna por 15 minutos. Limpe os cogumelos frescos e corte-os em pedaços pequenos. Em uma panela, derreta a manteiga em fogo médio. Frite as cebolas picadas por 2-3 minutos. Adicione os cogumelos e cozinhe por 5-10 minutos, até ficarem macios. Despeje o vinho branco e deixe o álcool evaporar. Adicione o arroz Carnaroli e misture bem para dar sabor. Adicione aos poucos o caldo de legumes quente, uma concha de cada vez, mexendo sempre. Cozinhe o risoto por cerca de 20 minutos ou até o arroz ficar cremoso e al dente. Tempere com sal e pimenta. Retire do fogo e misture o parmesão ralado. Sirva o risoto de cogumelos quente, guarnecido com salsa fresca picada (opcional). Valores nutricionais (por porção): Calorias: 450 kcal

Gordura: 18 g Carboidratos: 60 g

Proteína: 15 g Fibra: 5 g

TAGLIATELLE DE TRUFA

Tempo de preparo: 15 minutos

Tempo de cozimento: 15 minutos

Doses: 1 pessoa

Ingredientes:

100 g de tagliatelle fresco

20 g de trufa fresca

(ou 1 colher de chá de trufa ralada)

30g de manteiga

1/2 chalota picada

1/4 copo de vinho branco seco

50 ml de creme fresco

Sal e pimenta a gosto

Preparação:

Limpe a trufa fresca e corte-a em rodelas finas. Em uma panela, derreta a manteiga em fogo médio. Frite as cebolas picadas por 2-3 minutos. Despeje o vinho branco e deixe o álcool evaporar. Adicione o creme de leite fresco e misture bem. Cozinhe o tagliatelle em água fervente com sal pelo tempo indicado na embalagem. Escorra o tagliatelle al dente e coloque-o na panela com o molho. Adicione a trufa fresca ou ralada e misture delicadamente. Tempere com sal e pimenta. Sirva o tagliatelle de trufas bem quente.

Valores nutricionais (por porção):

Calorias: 500kcal

Gordura: 25g

Carboidratos: 60 g

Proteína: 15g

Fibras: 2 g

PENNE ALL'ARRABBIATA

Tempo de preparo: 15 minutos

Tempo de cozimento: 10 minutos

Doses: 1 pessoa

Ingredientes:

80g de penne

2 colheres de sopa de azeite extra virgem

1 dente de alho

1 pimenta vermelha fresca (opcional)

400 g de tomate pelado, sal e pimenta a gosto

Salsa fresca picada a gosto

Preparação:

Ferva a água para o macarrão. Em uma frigideira antiaderente, aqueça o azeite extra virgem em fogo médio. Adicione o alho descascado e amassado (e a pimenta se quiser) e frite por um minuto. Adicione os tomates pelados, amassados com as mãos, e cozinhe por cerca de 10 minutos, mexendo de vez em quando. Sal e pimenta a gosto. Quando a água ferver, adicione sal e cozinhe o penne pelo tempo indicado na embalagem. Escorra o penne al dente e despeje na panela com o molho arrabiata. Misture bem para combinar tudo. Polvilhe com salsa fresca picada e sirva o penne all'arrabiata bem quente.

Valores nutricionais (por porção):

Calorias: 350 kcal

Gordura: 12g

Carboidratos: 55 g

Proteína: 10g

Fibras: 5g

NHOQUE COM PESTO

Tempo de preparo: 20 minutos

Tempo de cozimento: 15 minutos

Doses: 1 pessoa

Ingredientes:

200 g de nhoque de batata

50 g de pesto genovês

2 colheres de sopa de azeite extra virgem

2 colheres de sopa de parmesão ralado

1 colher de sopa de pinhões

Manjericão fresco a gosto (opcional)

Sal e pimenta a gosto

Preparação:

Ferva a água para o macarrão. Em uma tigela grande, misture o pesto genovês com 2 colheres de azeite extra virgem, parmesão ralado e pinhões. Sal e pimenta a gosto. Quando a água ferver, adicione sal e cozinhe o nhoque pelo tempo indicado na embalagem. Escorra os nhoques al dente e coloque-os na tigela com o pesto. Misture tudo bem. Sirva o nhoque com pesto bem quente, decorado com folhas frescas de manjericão (opcional).

Valores nutricionais (por porção):

Calorias: 500kcal

Gordura: 25g

Carboidratos: 65 g

Proteína: 15g

Fibras: 5g

LASANHA DE ALCACHOFRAS E ESPINAFRE

Tempo de preparo: 45 minutos

Tempo de cozimento: 40 minutos

Doses para 2 pessoas:

Ingredientes:

250 g de massa para lasanha

4 alcachofras

300g de espinafre

1 litro de bechamel

100 g de parmesão ralado

50g de manteiga

1 chalota

1 dente de alho

Azeite virgem extra

Sal e pimenta a gosto

Preparação:

Limpe as alcachofras e corte-as em rodelas finas. Frite a cebola picada e o alho picado numa frigideira com azeite virgem extra durante 2 minutos. Adicione as alcachofras e cozinhe por 10 minutos, acrescentando um pouco de água se necessário. Sal e pimenta. Escalde o espinafre em água fervente com sal por 2 minutos, esprema e pique grosseiramente. Numa assadeira, espalhe um pouco de bechamel no fundo. Faça uma camada de massa de lasanha, depois uma camada de alcachofra, uma camada de espinafre e um pouco de bechamel. Repita as camadas até acabarem os ingredientes. Finalize com uma camada de bechamel e parmesão ralado. Asse em forno pré-aquecido a 180°C por 40 minutos. Retire do forno e deixe descansar por 10 minutos antes de servir. Valores nutricionais (por porção):

Calorias: 500 kcal, Carboidratos: 60 g

Proteína: 20 g, Gordura: 25 g

SALADA DE QUINOA COM LEGUMES GRELHADOS

Tempo de preparo: 20 minutos

Tempo de cozimento: 20 minutos

Doses para 2 pessoas:

Ingredientes:

100g de quinoa

1 abobrinha

1 pimenta vermelha

1 berinjela

1 cebola roxa

50 g de queijo feta

10 tomates cereja

Azeite virgem extra

Sal e pimenta a gosto

Vinagre balsâmico (opcional)

Preparação:

Lave a quinoa em água corrente por 2 minutos. Cozinhe a quinoa em água fervente com sal por 15 minutos. Escorra a quinoa e deixe esfriar. Corte os legumes em rodelas. Grelhe os legumes numa grelha quente ou numa frigideira com um fio de azeite virgem extra. Corte o queijo feta em cubos. Numa tigela, misture a quinoa, os legumes grelhados, o queijo feta, o tomate cereja, o azeite virgem extra, o sal e a pimenta. Adicione vinagre balsâmico a gosto. Dicas: Você pode adicionar outros ingredientes a seu gosto, como azeitonas pretas, alcaparras ou manjericão fresco. Se preferir, você pode cozinhar a quinoa no forno a 180°C por 20 minutos. Você pode substituir o queijo feta por ricota salata ou mussarela. Valores nutricionais (por porção):

Calorias: 400 kcal, Carboidratos: 40 g

Proteína: 20 g, Gordura: 20 g

ESPAGUETE INTEIRO
COM ATUM E AZEITONAS

Tempo de preparo: 15 minutos

Tempo de cozimento: 10 minutos

Doses para 2 pessoas:

Ingredientes:

160 g de espaguete integral

120 g de atum em óleo

50g de azeitonas pretas

2 colheres de sopa de azeite extra virgem

1 dente de alho

Sal e pimenta a gosto

Preparação:

Cozinhe o espaguete integral em bastante água e sal. Entretanto, escorra o atum e lave as azeitonas. Numa panela, aqueça o azeite virgem extra e frite o alho picado por 1 minuto. Adicione o atum e as azeitonas e cozinhe por 2 minutos. Escorra o espaguete e refogue na frigideira com o atum e as azeitonas por 1 minuto. Sal e pimenta. Dicas: Você pode adicionar outros ingredientes a seu gosto, como alcaparras, tomate cereja ou pimenta malagueta fresca. Se preferir, pode usar atum natural. Valores nutricionais (por porção):

Calorias: 450 kcal

Carboidratos: 50 g

Proteína: 30g

Gordura: 20g

TAGLIATELLE INTEIRO COM SALMÃO FUMADO E QUEIJO CREME

Tempo de preparo: 15 minutos

Tempo de cozimento: 10 minutos

Doses para 2 pessoas:

Ingredientes:

160 g de tagliatelle integral

100 g de salmão fumado

100 g de queijo para barrar

50 ml de creme fresco

1 colher de sopa de azeite extra virgem

Sal e pimenta a gosto

Preparação:

Cozinhe o tagliatelle integral em bastante água e sal. Enquanto isso, numa panela, aqueça o azeite virgem extra e cozinhe o salmão fumado durante 2 minutos. Adicione o cream cheese e o creme de leite fresco e cozinhe por 5 minutos, mexendo sempre. Sal e pimenta. Escorra o tagliatelle e refogue na frigideira com o salmão defumado e o cream cheese por 1 minuto. Dicas: Você pode adicionar outros ingredientes a seu gosto, como cebolinha ou pimenta rosa. Se preferir, você pode usar cream cheese em vez de cream cheese. Valores nutricionais (por porção):

Calorias: 500kcal

Carboidratos: 50 g

Proteína: 30g

Gordura: 30g

ORECCHIETTE COM NABO

Tempo de preparo: 20 minutos

Tempo de cozimento: 15 minutos

Doses: 1 pessoa

Ingredientes:

150 g de orecchiette

200 g de nabo

1 dente de alho

1 anchova (opcional)

2 colheres de sopa de azeite extra virgem

Pimenta fresca a gosto (opcional)

Sal e pimenta a gosto

Preparação:

Limpe os topos dos nabos e corte-os em pedaços pequenos. Ferva a água para o macarrão. Em um frigideira antiaderente, aqueça o azeite extra virgem em fogo médio. Adicione o alho descascado e amassado (e a anchova se quiser) e frite por um minuto. Adicione as pontas dos nabos e cozinhe por cerca de 5 minutos ou até amolecerem. Tempere com sal e pimenta a gosto. Sirva o orecchiette com nabo bem quente, polvilhado com pecorino ralado a gosto.

Valores nutricionais (por porção):

Calorias: 500kcal

Gordura: 20g

Carboidratos: 70 g

Proteína: 15g

Fibras: 5g

SOPA DE PEIXE

Tempo de preparo: 30 minutos

Tempo de cozimento: 40 minutos

Doses: 1 pessoa

Ingredientes:

200 g de peixe misto (incluindo: bacalhau, pescada, lagostim, camarão, etc.)

1/2 cebola branca

1 dente de alho

1 cenoura

1 pedaço de aipo

1 tomate

1/2 copo de vinho branco seco

500 ml de caldo de legumes

1 fatia de pão amanhecido

Azeite extra virgem a gosto

Salsa fresca picada a gosto

Sal e pimenta a gosto

Preparação:

Limpe o peixe e corte-o em pedaços pequenos. Numa frigideira aqueça um fio de azeite virgem extra e frite a cebola picada, o alho descascado e amassado, a cenoura e o aipo cortados em pedaços durante alguns minutos. Adicione o tomate pelado e amassado com as mãos e cozinhe por mais 5 minutos. Despeje o vinho branco e deixe o álcool evaporar. Adicione o caldo de legumes e deixe ferver. Adicione o peixe e cozinhe por cerca de 20 minutos ou até que o peixe esteja cozido. Sal e pimenta a gosto. Enquanto isso, torrar a fatia de pão velho e esfregue com um dente de alho. Quando o peixe estiver cozido, desligue o fogo e acrescente a salsa fresca picada. Sirva a sopa de peixe bem quente com a fatia de pão torrado.

Valores nutricionais (por porção):

Calorias: 450 kcal

Gordura: 15g

Carboidratos: 40 g

Proteína: 35g

Fibras: 5g

RISOTO DE AÇAFRÃO

Tempo de preparo: 20 minutos

Tempo de cozimento: 25 minutos

Doses: 1 pessoa

Ingredientes:

80 g de arroz Carnaroli

1/2 cebola branca

1/2 sachê de açafrão

500 ml de caldo de legumes

1 noz de manteiga

20g de parmesão ralado

Sal e pimenta a gosto

Preparação:

Em uma panela, derreta a manteiga em fogo médio. Frite a cebola picada por alguns minutos.

Adicione o arroz Carnaroli e misture bem para dar sabor. Dissolva o açafrão em uma concha de caldo quente e acrescente ao arroz. Adicione o caldo quente, uma concha de cada vez, mexendo sempre. Cozinhe o risoto por cerca de 20 minutos ou até o arroz ficar cremoso e al dente. Tempere com sal e pimenta. Retire do fogo e misture o parmesão ralado. Sirva o risoto de açafrão bem quente.

Valores nutricionais (por porção):

Calorias: 450 kcal

Gordura: 18g

Carboidratos: 60 g

Proteína: 15g

Fibras: 5g

FETTUCCINE ALFREDO

Tempo de preparo: 15 minutos

Tempo de cozimento: 15 minutos

Doses: 1 pessoa

Ingredientes:

100g de fettuccine

50g de manteiga

50g de parmesão ralado

1/2 dente de alho

Sal e pimenta a gosto

Salsinha

picado a gosto (opcional)

Preparação:

Ferva a água para o macarrão. Em uma frigideira grande, derreta a manteiga em fogo médio. Adicione o alho descascado e amassado e frite por um minuto. Adicione o fettuccine al dente e misture bem para misturar com a manteiga. Adicione o parmesão ralado, sal e pimenta a gosto. Misture novamente para derreter o queijo e formar um creme. Sirva o fettuccine Alfredo bem quente, polvilhado com salsa fresca picada (opcional).

Valores nutricionais (por porção):

Calorias: 500kcal

Gordura: 25g

Carboidratos: 60 g

Proteína: 15g

Fibras: 2 g

ESPAGUETE COM MEXILHÕES

Tempo de preparo: 20 minutos

Tempo de cozimento: 20 minutos

Doses: 1 pessoa

Ingredientes:

100 g de espaguete

200 g de mexilhões

1 dente de alho

2 colheres de sopa de azeite extra virgem

1/2 copo de vinho branco seco

Salsa fresca picada a gosto

Sal e pimenta a gosto

Preparação:

Limpe os mexilhões e lave-os cuidadosamente em água corrente. Descarte qualquer um com casca rachada ou aberta. Ferva a água para o macarrão. Em uma frigideira antiaderente, aqueça o azeite extra vige azeite em fogo médio. Adicione o alho descascado e amassado (e a pimenta se quiser) e frite por um minuto. Adicione os mexilhões e deglaceie com o vinho branco. Tampe a panela e cozinhe por cerca de 5 minutos ou até os mexilhões abrirem. Descarte os mexilhões que não tenham aberto. Dissolva uma colher da água do cozimento do macarrão na panela com os mexilhões para fazer um molho. Sal e pimenta a gosto. Quando a água ferver, adicione sal e cozinhe o espaguete pelo tempo indicado na embalagem. Escorra o espaguete al dente e coloque-o na panela com os mexilhões. Misture bem para combinar tudo. Sirva o espaguete com mexilhões bem quente, polvilhado com salsa fresca picada. Valores nutricionais (por porção): Calorias: 450 kcal Gordura: 18 g

Carboidratos: 55 g Proteína: 25 g Fibra: 3 g

MINOSTRANE VEGETAL

Tempo de preparo: 30 minutos

Tempo de cozimento: 1 hora e 30 minutos

Doses: 1 pessoa

Ingredientes:

200 g de mistura de vegetais (incluindo: cenoura,

batatas, abobrinhas, feijão verde, tomate, etc.)

1/2 cebola branca

1 dente de alho

1 pedaço de aipo

1 colher de sopa de azeite extra virgem

1 litro de caldo de legumes

50 g de macarrão curto

Manjericão fresco picado a gosto

Sal e pimenta a gosto

Preparação:

Lave e limpe os vegetais. Corte as cenouras, as batatas e as abobrinhas em pedaços pequenos, o feijão verde ao meio e os tomates em cubos. Em uma panela grande, aqueça o azeite extra virgem em fogo médio. Frite a cebola picada e o alho descascado e amassado por alguns minutos. Adicione os vegetais misturados e misture bem para combiná-los. Despeje o caldo de legumes e deixe ferver. Cozinhe por cerca de 1 hora ou até os legumes ficarem macios. Adicione o macarrão e cozinhe pelo tempo indicado na embalagem. Sal e pimenta a gosto. No final do cozimento, desligue o fogo e acrescente o manjericão fresco picado. Sirva o minestrone de vegetais bem quente. Valores nutricionais (por porção): Calorias: 350 kcal Gordura: 12 g

Carboidratos: 45 g Proteína: 15 g Fibra: 5 g

FUSILLI COM QUEIJO E PIMENTA

Tempo de preparo: 15 minutos

Tempo de cozimento: 15 minutos

Doses: 1 pessoa

Ingredientes:

100g de fusilli

50 g de pecorino romano ralado

1/2 colher de chá de pimenta preta moída

2 colheres de sopa de azeite extra virgem

Água para cozinhar macarrão a gosto

Preparação:

Ferva a água para o macarrão. Em uma tigela grande, misture o pecorino romano ralado e a pimenta-do-reino moída.

Quando a água ferver, adicione sal e cozinhe o fusilli pelo tempo indicado na embalagem. Escorra o fusilli al dente, guardando uma concha da água do cozimento. Despeje o fusilli na tigela com o pecorino e a pimenta. Adicione aos poucos a água do cozimento, mexendo vigorosamente, até formar um creme espesso e macio. Adicione o azeite extra virgem e misture bem. Sirva o fusilli cacio e pepe bem quente, mexendo mais uma vez antes de saborear. Valores nutricionais (por porção):

Calorias: 500kcal

Gordura: 28g

Carboidratos: 55 g

Proteína: 20g

Fibras: 2 g

COUVE PAD TAILANDÊS

Tempo de preparo: 20 minutos

Tempo de cozimento: 15 minutos

Doses para 2 pessoas:

Ingredientes:

150 g de couve

150 g de arroz tailandês

1 colher de sopa de azeite extra virgem

1 cebola roxa

1 pimenta vermelha

1 pimenta malagueta fresca

2 ovos

2 colheres de sopa de molho de soja

2 colheres de sopa de suco de limão

1 colher de sopa de açúcar mascavo

1 colher de sopa de amendoim picado

Sal e pimenta a gosto

Preparação:

Corte a couve em tiras finas. Cozinhe o arroz tailandês em água fervente com sal por 10 minutos. Entretanto, numa frigideira aqueça o azeite virgem extra e frite a cebola picada durante 2 minutos. Adicione o pimentão cortado em tiras e a malagueta picada e cozinhe por 5 minutos. Adicione os ovos e cozinhe-os mexidos. Adicione o arroz tailandês, a couve, o molho de soja, o suco de limão, o açúcar mascavo e o amendoim picado. Sal e pimenta. Cozinhe por mais 5 minutos, mexendo sempre. Valores nutricionais (por porção):

Calorias: 400 kcal

Carboidratos: 50 g

Proteína: 20g

Gordura: 20g

SOPA DE TOMATE E MANJERICÃO COM CROUTTONS INTEGRAIS

Tempo de preparo: 20 minutos

Tempo de cozimento: 30 minutos

Doses para 2 pessoas:

Ingredientes:

500 g de tomate pelado

1 cebola branca

2 dentes de alho

50 g de manjericão fresco

1 colher de sopa de azeite extra virgem

Sal e pimenta a gosto

Pão integral

Azeite virgem extra

Preparação:

Numa panela, aqueça o azeite virgem extra e frite a cebola e o alho picados picado por 2 minutos. Adicione os tomates pelados e cozinhe por 20 minutos. Bata a sopa no liquidificador. Adicione manjericão fresco picado, sal e pimenta. Cozinhe por mais 5 minutos. Corte o pão integral em rodelas e leve ao forno com um fio de azeite virgem extra. Sirva a sopa de tomate e manjericão com croutons de pão integral. Dicas: Você pode adicionar outros ingredientes a seu gosto, como vegetais picados, como cenoura ou aipo. Se preferir, você pode usar tomates frescos em vez de tomates pelados. Valores nutricionais (por porção):

Calorias: 200 kcal

Carboidratos: 25 g

Proteína: 5g

Gordura: 10g

TAGLIATELLE DE ABOBRINHA COM CAMARÃO E ALHO

Tempo de preparo: 15 minutos

Tempo de cozimento: 10 minutos

Doses para 2 pessoas:

Ingredientes:

2 abobrinhas

200 g de camarões descascados

2 dentes de alho

1 colher de sopa de óleo

azeite extra virgem

Sal e pimenta a gosto

Salsa fresca a gosto

Preparação:

Corte as abobrinhas em juliana com um ralador ou uma faca afiada. Limpe os camarões e descasque-os. Numa panela, aqueça o azeite virgem extra e frite o alho picado por 1 minuto. Adicione os camarões e cozinhe por 2 minutos. Adicione as abobrinhas e cozinhe por 5 minutos. Sal e pimenta. Sirva o tagliatelle de curgete de camarão e alho com salsa fresca picada. Dicas: Você pode adicionar outros ingredientes a seu gosto, como tomate cereja ou pimenta malagueta fresca. Se preferir, você pode usar camarão congelado.

Valores nutricionais (por porção):

Calorias: 250 kcal

Carboidratos: 10 g

Proteína: 30g

Gordura: 10g

SOPA DE FEIJÃO PRETO COM ABACATE

Tempo de preparo: 20 minutos

Tempo de cozimento: 20 minutos

Doses para 2 pessoas:

Ingredientes:

250g de feijão preto em lata

1 cebola branca

1 cenoura

1 talo de aipo

2 dentes de alho

1 folha de louro

1 raminho de alecrim

1 colher de sopa de azeite extra virgem

Sal e pimenta a gosto, 1 abacate

Suco de limão, coentro fresco a gosto

Preparação:

Lave o feijão e coloque-o numa panela com água fria. Adicione a cebola picada, as cenouras aos cubos, o aipo aos cubos, os alhos picados, o louro e o alecrim. Deixe ferver, reduza o fogo e cozinhe por 20 minutos. Bata a sopa no liquidificador. Sal e pimenta. Corte o abacate ao meio, retire o caroço e descasque. Amasse o abacate com um garfo e acrescente o suco de limão. Sirva a sopa de feijão preto com abacate e coentro fresco picado. Dicas: Você pode adicionar outros ingredientes a seu gosto, como pimenta malagueta fresca ou páprica. Valores nutricionais (por porção):

Calorias: 300kcal

Carboidratos: 30 g

Proteína: 15g

Gordura: 15g

TAGLIATELLE INTEIRO COM MOLHO DE ABACATE E TOMATE

Tempo de preparo: 15 minutos

Tempo de cozimento: 10 minutos

Doses para 2 pessoas:

Ingredientes:

160 g de tagliatelle integral

1 abacate

100 g de tomate cereja

1/2 cebola roxa

2 colheres de sopa de azeite extra virgem

1 colher de sopa de suco de limão

Sal e pimenta a gosto

Preparação:

Cozinhe o tagliatelle integral em água fervente com sal por 8 minutos. Entretanto prepare o molho: misture o abacate, o tomate cereja, a cebola roxa, o azeite virgem extra, o sumo de limão, o sal e a pimenta. Escorra o tagliatelle e tempere com o molho de abacate. Dicas: Você pode adicionar outros ingredientes a seu gosto, como azeitonas pretas ou manjericão fresco. Se preferir, você pode usar tomate pelado em vez de tomate cereja. Valores nutricionais (por porção):

Calorias: 400 kcal

Carboidratos: 50 g

Proteína: 15g

Gordura: 20g

SALADA DE FEIJÃO VERDE COM ATUM E OVOS COZIDOS

Tempo de preparo: 15 minutos

Tempo de cozimento: 10 minutos

Doses para 2 pessoas:

Ingredientes:

200 g de feijão verde

1 lata de atum 100g.

2 ovos cozidos

1 cebola roxa

1 colher de sopa de azeite extra virgem

1 colher de sopa de suco de limão

Sal e pimenta a gosto

Preparação:

Cozinhe o feijão verde em água fervente com sal por 5 minutos. Corte os ovos cozidos em pedaços pequenos. Corte a cebola roxa em rodelas finas. Numa tigela, misture o feijão verde, o atum, os ovos cozidos, a cebola roxa, o azeite virgem extra, o sumo de limão, o sal e a pimenta. Dicas: Você pode adicionar outros ingredientes a seu gosto, azeitonas verdes. Se preferir, você pode usar feijão verde congelado em vez de feijão verde fresco. Valores nutricionais (por porção):

Calorias: 300kcal

Carboidratos: 20 g

Proteína: 30g

Gordura: 15g

RISOTO COM RADICCHIO E GORGONZOLA

Tempo de preparo: 15 minutos

Tempo de cozimento: 20 minutos

Doses: 1 pessoa

Ingredientes:

80 g de arroz Carnaroli

1 cebola branca, 100 g de radicchio

50 g de gorgonzola doce

50 ml de vinho branco seco

1/2 litro de caldo de legumes

20 g de manteiga, sal e pimenta a gosto

Preparação:

Limpe e pique a cebola. Corte o radicchio em tiras. Em uma panela grande, derreta a manteiga em fogo médio. Adicione a cebola picada e frite por alguns minutos, até ficar macia transparente. Adicione o radicchio cortado em tiras e cozinhe por 5 minutos, mexendo sempre. Despeje o vinho branco e deixe o álcool evaporar. Adicione o arroz Carnaroli e misture bem para dar sabor. Sal e pimenta a gosto. Despeje o caldo de legumes, uma concha de cada vez, mexendo sempre. Cozinhe o risoto por cerca de 20 minutos ou até o arroz ficar cremoso e al dente. Desligue o fogo e acrescente o gorgonzola doce cortado em cubos. Misture bem até o queijo derreter e formar um creme. Sirva o risoto de radicchio e gorgonzola bem quente. Valores nutricionais (por porção):

Calorias: 550 kcal Gordura: 28 g

Carboidratos: 65 g Proteínas: 20 g

Fibras: 5g

ESPAGUETE COM ALHO, AZEITE E PIMENTA

Tempo de preparo: 10 minutos

Tempo de cozimento: 10 minutos

Doses: 1 pessoa

Ingredientes:

100 g de espaguete

2 dentes de alho

1 pimenta malagueta fresca (opcional)

4 colheres de sopa de azeite extra virgem

Sal e pimenta a gosto

Salsa fresca picada a gosto

Preparação:

Ferva a água para o macarrão. Em uma frigideira grande, aqueça o azeite extra virgem em fogo médio. Frite o alho descascado e amassado por um minuto, até dourar.

Adicione a pimenta fresca picada (se desejar) e misture para dar sabor ao azeite. Sal e pimenta a gosto. Quando a água ferver, adicione sal e cozinhe o espaguete pelo tempo indicado na embalagem. Escorra o espaguete al dente e despeje na panela com o azeite, o alho e a pimenta malagueta. Misture bem para combinar tudo. Adicione a salsa fresca picada e sirva o espaguete com alho, azeite e pimenta malagueta bem quente.

Valores nutricionais (por porção):

Calorias: 462kcal

Gordura: 17,8g

Carboidratos: 66,7 g

Proteína: 8,7g

Fibras: 2,2 g

SALADA DE MASSA GREGA

Tempo de preparo: 20 minutos

Tempo de cozimento: 15 minutos

Doses: 1 pessoa

Ingredientes:

100 g de macarrão (penne, farfalle ou fusilli)

1/2 pepino

1/2 tomate

1/4 cebola roxa

100 g de queijo feta

10 azeitonas pretas

2 colheres de sopa de azeite extra virgem

1 colher de sopa de suco de limão

Orégano seco a gosto

Sal e pimenta a gosto

Preparação:

Cozinhe o macarrão em bastante água e sal pelo tempo indicado na embalagem. Escorra al dente e deixe esfriar em água corrente. Corte o pepino, o tomate e a cebola roxa em pedaços pequenos. Esfarele o queijo feta e descarte as azeitonas pretas. Em uma tigela grande, misture o macarrão gelado, o pepino, o tomate, a cebola roxa, o queijo feta e as azeitonas pretas. Tempere com azeite extra virgem, suco de limão, orégano seco, sal e pimenta a gosto. Misture bem e sirva a salada de macarrão grego fresco.

Valores nutricionais (por porção):

Calorias: 450 kcal

Gordura: 20g

Carboidratos: 55 g

Proteína: 20g

Fibras: 5g

MASSA COM PESTO GENOVESE

Tempo de preparo: 15 minutos

Tempo de cozimento: 10 minutos

Doses: 1 pessoa

Ingredientes:

100 g de macarrão (trofie, genovês ou linguine)

50 g de pesto genovês

30g de parmesão ralado

2 colheres de sopa de azeite extra virgem

Manjericão fresco para decorar (opcional)

Sal e pimenta a gosto

Preparação:

Ferva a água para o macarrão. Em uma tigela grande, misture o pesto genovês com o parmesão ralado e uma colher de azeite extra virgem. Sal e pimenta a gosto. Quando a água ferver, adicione sal e cozinhe o macarrão pelo tempo indicado na embalagem. Escorra o macarrão al dente e tempere com o pesto preparado, mexendo bem para combinar tudo. Adicione outra colher de sopa de azeite extra virgem, se necessário. Sirva o macarrão com pesto bem quente, decorando com folhas frescas de manjericão (opcional).

Valores nutricionais (por porção):

Calorias: 500kcal

Gordura: 25g

Carboidratos: 65 g

Proteína: 15g

Fibras: 5g

RISOTO DE COGUMELOS

Tempo de preparo: 20 minutos

Tempo de cozimento: 25 minutos

Doses: 1 pessoa

Ingredientes:

80 g de arroz Carnaroli

1/2 cebola branca

200 g de cogumelos mistos

(cogumelos porcini, cogumelos, tachas)

1/2 copo de vinho branco seco

500 ml de caldo de legumes

1 noz de manteiga

30g de parmesão ralado

Salsa fresca picada a gosto

Sal e pimenta a gosto

Preparação:

Limpe os cogumelos e corte-os em pedaços pequenos. Em uma panela, aqueça a manteiga em fogo médio. Frite a cebola picada por alguns minutos. Adicione os cogumelos e cozinhe por 5 minutos, mexendo sempre. Despeje o vinho branco e deixe o álcool evaporar. Adicione o arroz Carnaroli e misture bem para dar sabor. Sal e pimenta a gosto. Despeje o caldo de legumes, uma concha de cada vez, mexendo sempre. Cozinhe o risoto por cerca de 20 minutos ou até o arroz ficar cremoso e al dente. Desligue o fogo e acrescente o parmesão ralado e a salsinha fresca picada. Misture bem e sirva o risoto de cogumelos bem quente. Valores nutricionais (por porção):

Calorias: 450 kcal Gordura: 18 g

Carboidratos: 60 g Proteína: 15 g Fibra: 5 g

PENNE COM TOMATE E MANJERICÃO

Tempo de preparo: 20 minutos

Tempo de cozimento: 30 minutos

Doses: 1 pessoa

Ingredientes:

100g de penne

400 g de tomate pelado

1/2 cebola branca

1 dente de alho

2 colheres de sopa de azeite extra virgem

Manjericão fresco picado a gosto

Sal e pimenta a gosto

Parmesão ralado a gosto (opcional)

Preparação:

Em uma frigideira grande, aqueça o azeite extra virgem em fogo médio.

Frite a cebola picada e o alho descascado e amassado por alguns minutos. Adicione os tomates pelados amassados com as mãos e uma pitada de sal. Cozinhe o molho de tomate por cerca de 20 minutos, mexendo de vez em quando. Adicione o manjericão fresco picado e misture. Sal e pimenta a gosto. Enquanto isso, cozinhe o penne em bastante água e sal pelo tempo indicado na embalagem. Escorra o penne al dente e despeje na panela com o molho de tomate. Mexa delicadamente para combinar tudo. Sirva o penne com tomate e manjericão bem quente. Valores nutricionais (por porção):

Calorias: 450 kcal Gordura: 15 g

Carboidratos: 65 g Proteínas: 15 g

Fibras: 5g

ESPAGUETE ALLA MATRICIANA

Tempo de preparo: 25 minutos

Tempo de cozimento: 20 minutos

Doses: 1 pessoa

Ingredientes:

100 g de espaguete

150 g de bochecha de porco

1/2 cebola branca

1 dente de alho

70 ml de vinho branco seco

400 g de tomate pelado

Pecorino romano ralado a gosto

Sal e pimenta a gosto

Preparação:

Corte a bochecha de porco em pedaços pequenos. Em uma frigideira grande, aqueça um fio de azeite em fogo médio. Frite a cebola picado e o alho descascado e esmagado por alguns minutos. Adicione o bacon e cozinhe até ficar crocante. Despeje o vinho branco e deixe o álcool evaporar. Adicione os tomates pelados amassados com as mãos e uma pitada de sal. Cozinhe o molho por cerca de 15 minutos, mexendo ocasionalmente. Enquanto isso, cozinhe o espaguete em bastante água e sal pelo tempo indicado na embalagem. Escorra o espaguete al dente e despeje na panela com o molho. Misture bem para combinar tudo. Adicione o pecorino romano ralado a gosto e misture. Sirva o espaguete matriciana bem quente, polvilhado com pecorino romano ralado. Valores nutricionais (por porção): Calorias: 650 kcal Gordura: 35 g

Carboidratos: 70 g Proteína: 30 g Fibra: 5 g

RECEITAS
SEGUNDO PRATOS

ROBALO ASSADO

Tempo de preparo: 20 minutos

Tempo de cozimento: 20-25 minutos

Doses: 1 pessoa

Ingredientes:

1 robalo fresco, 300 g

Azeite extra virgem a gosto

Limão a gosto

Sal a gosto

Tomates a gosto (opcional)

Azeitonas pretas a gosto (opcional)

Ervas aromáticas frescas um

prazer (alecrim, tomilho, sálvia)

Preparação:

Limpe o robalo: estripe o robalo e escale-o.
Lave bem por baixo

água corrente e seque com papel de cozinha. Tempere o robalo: Numa tigela, regue o robalo com azeite virgem extra, sal e pimenta-do-reino moída na hora. Adicione o suco de um limão e ervas frescas a gosto. Disponha o robalo num tabuleiro: Coloque o robalo sobre uma cama de batatas novas, tomate cereja e azeitonas pretas (opcional). Cozinhar no forno: Asse o robalo em forno pré-aquecido a 180°C durante 20-25 minutos, ou até terminar a cozedura (a polpa do peixe deve ser branca e compacta). Servir: Retire o robalo do forno e sirva quente com as batatas novas, os tomates cereja e as azeitonas pretas (se usar). Valores nutricionais (por porção): Calorias: 450 kcal Gordura: 25 g

Proteína: 60 g Carboidratos: 10 g

Fibras: 2 g

PEIXE-ESPADA GRELHADO ALECRIM

Tempo de preparo: 15 minutos

Tempo de cozimento: 10 minutos

Doses: 1 pessoa

Ingredientes:

1 bife de espadarte pesando 200-250 g

Azeite extra virgem a gosto

Limão a gosto

Sal a gosto

Pimenta preta moída na hora a gosto

Alecrim

Preparação:

Limpe o peixe-espada: Lave cuidadosamente o bife de peixe-espada em água corrente e seque-o com papel de cozinha. Tempere o peixe-espada:

Numa tigela, regue o peixe-espada com azeite virgem extra, sal e pimenta-do-reino moída na hora. Adicione o suco de um limão e o alecrim. Peixe-espada grelhado: Aqueça uma grelha em fogo médio-alto. Unte levemente a grelha com azeite extra virgem. Coloque o bife de espadarte na grelha e cozinhe por 4-5 minutos de cada lado ou até dourar e ficar firme. Servir: Retire o espadarte grelhado do forno e sirva quente acompanhado de legumes grelhados ou salada fresca. Valores nutricionais (por porção):

Calorias: 400 kcal

Gordura: 20g

Proteína: 50g

Carboidratos: 10 g

Fibras: 2 g

OMELETE DE BATATA

Tempo de preparo: 15 minutos

Tempo de cozimento: 10 minutos

Doses: 1 pessoa

Ingredientes:

100g de batatas

2 ovos

1/2 cebola branca (opcional)

30g de parmesão ralado

Azeite extra virgem a gosto

Sal a gosto

Pimenta preta moída na hora a gosto

Preparação:

Descasque as batatas e corte-as em cubos de cerca de 1 cm. Numa frigideira antiaderente, aqueça um fio de azeite virgem extra e frite a cebola picadinha (se usar).

Adicione as batatas aos cubos e cozinhe por cerca de 10 minutos, mexendo de vez em quando, até ficarem macias. Numa tigela, bata os ovos com o parmesão ralado, o sal e a pimenta. Despeje as batatas cozidas e a salsa picada (se for usar) na mistura de ovos e misture bem. Aqueça um fio de azeite virgem extra numa frigideira antiaderente com cerca de 15 cm de diâmetro. Despeje a mistura de ovo e batata na panela e cozinhe em fogo médio-baixo por cerca de 5 minutos ou até que a omelete esteja bem firme no fundo. Com a ajuda de um prato, vire a omelete e cozinhe por mais 2-3 minutos do outro lado. Descasque a omelete de batata e sirva quente.

Valores nutricionais (por porção):

Calorias: 350 kcal Gordura: 15 g

Proteína: 15 g Carboidratos: 40 g Fibra: 5 g

FILÉ DE CARNE COM PIMENTÃ VERDE

Tempo de preparo: 20 minutos

Tempo de cozimento: 10 minutos

Doses: 1 pessoa

Ingredientes:

200 g de filé bovino

1 colher de sopa de pimenta verde

1/2 chalota

100 ml de creme fresco

Manteiga a gosto

Azeite extra virgem a gosto

Sal a gosto

Pimenta preta moída na hora a gosto

Preparação:

Esmague os grãos de pimenta verde com um pilão. Pique a cebola finamente. Em uma panela, aqueça um fio de azeite

azeite extra virgem e doure o filé de carne por todos os lados para selá-lo. Adicione a manteiga, as cebolas picadas e o pimentão verde esmagado. Cozinhe o lombo de vaca por 5-7 minutos de cada lado ou até o ponto desejado. Adicione uma concha de água quente e cozinhe por alguns minutos. Adicione o creme de leite fresco, sal e pimenta. Cozinhe por mais um minuto, mexendo, até obter um molho cremoso. Sirva o filé de carne com pimenta verde bem quente com o molho. Valores nutricionais (por porção):

Calorias: 450 kcal

Gordura: 10g

Proteína: 15g

Carboidratos: 30 g

Fibras: 2 g

FRANGO GRELHADO COM MISTA DE LEGUMES

Tempo de preparo: 20 minutos

Tempo de cozimento: 20 minutos

Doses para 2 pessoas

Ingredientes:

2 peitos de frango

1 abobrinha

1 pimenta vermelha

1 berinjela

1 cebola roxa

2 colheres de sopa de óleo

azeite extra virgem

Sal e pimenta a gosto

Preparação:

Corte o frango em fatias com cerca de 2 cm de espessura. Lave os legumes e corte-os em rodelas. Em uma tigela, misture o azeite extra virgem com sal e pimenta. Marinar o frango e os legumes na tigela por 15 minutos. Aqueça uma grelha em fogo médio-alto. Cozinhe o frango e os legumes por cerca de 20 minutos, virando-os na metade do cozimento. Sirva o frango com os legumes grelhados. Valores nutricionais (por porção):

Calorias: 350

Gordura: 15g

Proteína: 40g

Carboidratos: 10 g

SALMÃO ASSADO COM ASPARGOS

Tempo de preparo: 15 minutos

Tempo de cozimento: 20 minutos

Doses para 2 pessoas

Ingredientes:

2 filés de salmão

100 g de aspargos

1 colher de sopa de óleo

azeite extra virgem

Sal e pimenta a gosto

1 limão

Preparação:

Pré-aqueça o forno a 180°C. Lave os aspargos e corte a parte dura. Disponha os filés de salmão em uma assadeira. Tempere o salmão com azeite extra virgem, sal e pimenta. Disponha os aspargos em volta do salmão. Asse no forno por 20 minutos. Sirva o salmão com os espargos e regue com o sumo de um limão.

Valores nutricionais (por porção):

Calorias: 400

Gordura: 20g

Proteína: 45g

Carboidratos: 5 g

BIFE DE CARNE COM MOLHO DE PIMENTA VERDE

Tempo de preparo: 30 minutos

Tempo de cozimento: 20 minutos

Doses para 2 pessoas

Ingredientes:

2 bifes de carne de 200g cada

2 colheres de sopa de pimenta verde em conserva

1/2 copo de creme fresco

1 colher de sopa de conhaque

1 colher de sopa de manteiga

Sal e pimenta a gosto

Preparação:

Lave os bifes e seque-os com papel de cozinha. Esmague os grãos de pimenta verde com um pilão. Em uma frigideira antiaderente, derreta a manteiga em fogo médio-alto. Cozinhe os bifes por 4-5 minutos de cada lado ou até o ponto desejado. Retire os bifes da frigideira e mantenha-os aquecidos. Na mesma panela, adicione o pimentão verde e o conhaque. Cozinhe por 1 minuto, mexendo com uma colher de pau. Adicione o creme de leite fresco e cozinhe por mais 5 minutos ou até o molho engrossar. Sal e pimenta a gosto. Sirva os bifes com o molho de pimenta verde. Valores nutricionais (por porção):

Calorias: 500

Gordura: 30g

Proteína: 40g

Carboidratos: 5 g

FILÉ DE PEIXE COM LIMÃO E SALSA

Tempo de preparo: 15 minutos

Tempo de cozimento: 15 minutos

Doses para 2 pessoas

Ingredientes:

2 filés de peixe branco

(bacalhau, truta, dourada, etc.)

1 limão

1 colher de sopa de salsa picada

1 colher de sopa de óleo

azeite extra virgem

Sal e pimenta a gosto

Preparação:

Pré-aqueça o forno a 180°C. Lave o limão e corte-o em rodelas finas. Lave os filés de peixe e seque-os com papel de cozinha. Disponha os filés de peixe em uma assadeira. Tempere o peixe com azeite virgem extra, sal e pimenta. Distribua as rodelas de limão e a salsa picada sobre os filés de peixe. Asse no forno por 15 minutos. Sirva o peixe com o molho de limão e salsa.

Valores nutricionais (por porção):

Calorias: 250

Gordura: 10g

Proteína: 35g

Carboidratos: 5 g

ALMÔNDEGAS DE PERU COM MOLHO DE TOMATE

Tempo de preparo: 30 minutos

Tempo de cozimento: 30 minutos

Doses para 2 pessoas

Ingredientes:

250 g de peru picado

1 ovo

50g de parmesão ralado

50 g de pão ralado

1 cebola branca

1 cenoura

1 talo de aipo

200 g de tomate pelado

1 colher de sopa de azeite extra virgem

Sal e pimenta a gosto

Preparação:

Em uma tigela grande, misture o peru moído com o ovo, o parmesão ralado, o pão ralado, o sal e a pimenta. Pique finamente a cebola, a cenoura e o aipo. Numa frigideira antiaderente, aqueça o azeite virgem extra e frite os legumes picados durante 5 minutos. Adicione os tomates pelados e cozinhe por 15 minutos, mexendo de vez em quando. Sal e pimenta a gosto. Forme almôndegas com a mistura de peru moído. Adicione as almôndegas ao molho de tomate e cozinhe por mais 15 minutos. Sirva as almôndegas com o molho de tomate. Valores nutricionais (por porção):

Calorias: 400

Gordura: 20g

Proteína: 30g

Carboidratos: 20 g

PEITO DE FRANGO RECHEADO COM QUEIJO E ESPINAFRE

Tempo de preparo: 20 minutos

Tempo de cozimento: 30 minutos

Doses para 2 pessoas

Ingredientes:

2 peitos de frango

100g de espinafre

50g de ricota

50g de parmesão ralado

1 cebola branca

1 dente de alho

1 colher de sopa de óleo

azeite extra virgem

Sal e pimenta a gosto

Preparação:

Abra os peitos de frango como um livro e bata-os com um martelo de carne. Numa frigideira antiaderente, aqueça o azeite virgem extra e frite a cebola picada e o alho picado durante 5 minutos. Adicione o espinafre e cozinhe por 5 minutos, mexendo ocasionalmente. Sal e pimenta a gosto. Em uma tigela, misture a ricota, o parmesão ralado e o espinafre salteado. Recheie os peitos de frango com a mistura de ricota e espinafre. Feche os peitos de frango com palitos. Disponha os peitos de frango recheados em uma assadeira. Asse em forno pré-aquecido a 180°C por 30 minutos. Sirva os peitos de frango recheados quentes. Valores nutricionais (por porção):

Calorias: 450, Gordura: 25 g

Proteína: 40g

Carboidratos: 10 g

PEIXE-ESPADA GRELHADO

Tempo de preparo: 15 minutos

Tempo de cozimento: 10 minutos

Doses: 1 pessoa

Ingredientes:

200-250 g de bife de espadarte

Azeite extra virgem a gosto

Limão a gosto

Sal a gosto

Pimenta preta moída na hora a gosto

Preparação:

Limpe o peixe-espada: Lave cuidadosamente o bife de peixe-espada em água corrente e seque-o com papel de cozinha. Tempere o peixe-espada: Numa tigela regue o peixe-espada com azeite virgem extra, sal e pimenta preta moída na hora. Adicione o suco de um limão e o alecrim (opcional). Peixe-espada grelhado: Aqueça uma grelha em fogo médio-alto. Unte levemente a grelha com azeite extra virgem. Coloque o bife de espadarte na grelha e cozinhe por 4-5 minutos de cada lado ou até dourar e ficar firme. Servir: Retire o espadarte grelhado do forno e sirva quente acompanhado de legumes grelhados ou salada fresca. Se quiser, você pode espremer um pouco de suco de limão no peixe-espada antes de servir. Valores nutricionais (por porção):

Calorias: 350 kcal

Gordura: 20g

Proteína: 50g

Carboidratos: 5 g

Fibras: 1g

ESCALOPINA COM LIMÃO

Tempo de preparo: 20 minutos

Tempo de cozimento: 10 minutos

Doses: 1 pessoa

Ingredientes:

200 g de rodelas de vitela

(cortado fino e batido)

1 limão

Farinha a gosto

Manteiga a gosto

Sal a gosto

Pimenta preta moída na hora a gosto

Preparação:

Farinha as rodelas de vitela: Coloque a farinha num prato raso e enfarinhe cuidadosamente as rodelas de vitela dos dois lados, eliminando o excesso.

Farinha. Derreta a manteiga: Em uma frigideira grande, aqueça a manteiga em fogo médio-alto. Se preferir um sabor mais leve, pode usar um fiozinho de azeite virgem extra em vez de manteiga. Cozinhe as vieiras: Coloque as rodelas de vitela enfarinhadas na panela com a manteiga derretida e cozinhe por cerca de 2-3 minutos de cada lado, ou até dourar. Adicione o limão: Esprema o suco de um limão sobre as vieiras e cozinhe por mais um minuto, mexendo delicadamente para misturar o suco com a manteiga. Sal e pimenta: Adicione sal e pimenta preta moída na hora a gosto. Servir: Sirva as vieiras com limão e decore com salsa fresca picada (opcional). Sirva quente acompanhado de batatas assadas ou legumes grelhados. Valores nutricionais (por porção): Calorias: 350 kcal Gorduras: 25 g Proteínas: 30 g Carboidratos: 5 g Fibras: 1 g

FÍGADO ESTILO VENEZIANO

Tempo de preparo: 20 minutos

Tempo de cozimento: 20 minutos

Doses: 1 pessoa

Ingredientes:

300 g de fígado de bezerro
(cortado em fatias finas)

2 cebolas brancas médias

1 colher de sopa de azeite extra virgem

1 noz de manteiga

2 colheres de sopa de vinagre de vinho
branco

1 colher de sopa de salsa picada

Sal a gosto

Pimenta preta moída na hora a gosto

Farinha a gosto (opcional)

Preparação:

Limpe o fígado: Lave cuidadosamente o fígado de bezerro em água corrente e seque-o com papel de cozinha. Remova quaisquer películas ou costelas. Se necessário, corte o fígado em rodelas finas com cerca de 1 cm de espessura. Farinha de fígado (opcional): Se quiser um empanado mais crocante, enfarinhe levemente as fatias de fígado dos dois lados. Refogue a cebola: Em uma frigideira grande, aqueça o azeite extra virgem em fogo médio. Corte as cebolas em fatias finas e coloque-as na frigideira. Frite as cebolas por cerca de 15 minutos, mexendo de vez em quando, até ficarem bem murchas e douradas. Adicione o fígado: Adicione as fatias de fígado enfarinhadas (se usar farinha) às cebolas fritas. Sal e pimenta a gosto. Deglaze com vinagre: Deglaze o fígado com vinagre de vinho branco, mexendo delicadamente para combinar o líquido. Cozinhe o fígado: Cozinhe o fígado por cerca de 5 minutos, mexendo de vez em quando, até que esteja bem cozido e adquira uma cor rosada por dentro. Adicione a manteiga e a salsinha: Depois de cozido, acrescente a manteiga em flocos e a salsinha picada. Mexa delicadamente para derreter a manteiga e dar sabor ao fígado. Servir: Sirva o fígado veneziano bem quente com polenta grelhada ou batatas assadas.

Valores nutricionais (por porção):

Calorias: 450 kcal

Gordura: 30g

Proteína: 35g

Carboidratos: 10 g

Fibras: 2 g

CURRY DE FRANGO COM ESPINAFRE

Tempo de preparo: 20 minutos

Tempos de cozimento: 25 minutos

Doses para 4 pessoas

Ingredientes:

4 peitos de frango

(a partir de 180 g. cada)

Espinafre fresco (400 g)

Leite de coco (400ml)

Caril em pó (2 colheres de sopa)

Azeite virgem extra (60 ml)

Sal e pimenta preta

Preparação:

1. Cozinhe o frango em uma panela com azeite até dourar e ficar cozido. 2. Adicione o espinafre fresco e cozinhe até murchar. 3. Despeje o leite de coco e o curry em pó. Cozinhe até que o frango esteja cozido e o molho fique espesso. 4. Complete com sal e pimenta. 5. Sirva como prato principal cheio de sabor.

Valores nutricionais (por porção):

Calorias: 600 kcal

Gordura: 30g

Proteína: 40g

Carboidratos: 50 g

Fibras: 5g

SALMÃO ASSADO COM LEGUMES

Tempo de preparo: 10 minutos

Tempo de cozimento: 20 minutos

Doses: 1 pessoa

Ingredientes:

200 g de filé de salmão

100g de batatas

50 g de abobrinha

50g de cenoura

1 cebola roxa

1 dente de alho

2 colheres de sopa de azeite extra virgem

1 colher de sopa de ervas frescas

picado (alecrim, tomilho, manjerona)

Sal a gosto Pimenta preta moída na hora a gosto

Preparação:

Pré-aqueça o forno a 200°C. Lave e limpe os legumes: Descasque as batatas e corte-as em cubos. Lave as abobrinhas e corte-as em rodelas. Descasque as cenouras e corte-as em rodelas. Corte a cebola roxa e pique o alho. Tempere os legumes: Numa tigela grande, coloque as batatas, as abobrinhas, as cenouras, a cebola às rodelas e os alhos picados. Adicione 2 colheres de sopa de azeite virgem extra, as ervas aromáticas picadas, sal e pimenta. Misture bem para distribuir o tempero uniformemente. Disponha os legumes em uma assadeira. Espalhe os legumes temperados no fundo da panela. Prepare o salmão: Lave o filé de salmão e seque-o com papel de cozinha. Coloque-o por cima dos legumes na panela. Tempere o salmão com um fio de azeite virgem extra, sal e pimenta.

Asse: Asse a assadeira com o salmão e os legumes por cerca de 20 minutos ou até que o salmão esteja cozido e os legumes dourem. Servir: Retire do forno o salmão assado com legumes e sirva quente. Se desejar, pode ser acompanhado com acompanhamento de arroz ou quinoa.

Valores nutricionais (por porção):

Calorias: 500kcal

Gordura: 25g

Proteína: 30g

Carboidratos: 40 g

Fibras: 5g

FRANGO COM LIMÃO

Tempo de preparo: 15 minutos

Tempo de cozimento: 10 minutos

Doses: 1 pessoa

Ingredientes:

200 g de peito de frango cortado em fatias

1/2 limão não tratado

1 colher de sopa de farinha

1 colher de sopa de azeite extra virgem

1/2 dente de alho

1 raminho de alecrim, sal a gosto

Pimenta preta moída na hora a gosto

Preparação:

Farinha as fatias de frango: Coloque a farinha em um prato raso e enfarinhe cuidadosamente as fatias de frango dos dois lados, retirando o excesso de farinha. Aqueça o óleo em uma panela:

Em uma frigideira grande, aqueça o azeite extra virgem em fogo médio-alto. Cozinhe o frango: Coloque as fatias de frango enfarinhadas na panela com o óleo quente e cozinhe por cerca de 2-3 minutos de cada lado, ou até dourar. Deglaze com vinho branco (opcional): Se desejar, deglaze o frango com vinho branco seco. Despeje o vinho na panela e mexa delicadamente para evaporar o álcool. Adicione os aromas: Misture o alho picado, o raminho de alecrim e as raspas de 1/2 limão. Sal e pimenta a gosto. Cozinhe com limão: Esprema o suco de 1/2 limão sobre o frango e cozinhe por mais um minuto, mexendo delicadamente para combinar o suco com o tempero. Servir: Coloque o frango com limão no prato e sirva quente Valores nutricionais (por porção): Calorias: 300 kcal Gordura: 15 g Proteína: 30 g Carboidratos: 2 g Fibra: 0,5 g.

BIFE GRELHADO

Tempo de preparo: 10 minutos

Tempo de cozimento: 4-5 minutos

Doses: 1 pessoa

Ingredientes:

1 bife (cortes recomendados:

entrecôte, lombo,)

cerca de 2 cm de espessura, Sal a gosto

Pimenta preta moída na hora a gosto

Azeite virgem extra (opcional)

Preparação:

Escolhendo o bife: Para um bife grelhado perfeito, é importante utilizar carne bovina de alta qualidade. Os cortes recomendados são entrecôte, lombo com espessura de no mínimo 2 cm. Seque o bife com papel de cozinha para secar bem dos dois lados. Tempere o bife: Tempere com sal e bife de pimenta generosamente em ambos os lados. Cozinhe o bife: Coloque o bife na grelha quente e cozinhe por 2-3 minutos de cada lado para mal passado (mal passado). Para uma cozedura mais ou menos torrada, ajuste o tempo de cozedura de acordo com o seu gosto. Vire o bife apenas uma vez: se desejar, pincele o bife com um fio de azeite virgem extra durante o cozimento para torná-lo mais brilhante e saboroso. Tempo de descanso: Depois de cozido, retire o bife da grelha e deixe descansar por 2 a 3 minutos sobre uma tábua antes de servir. Isso permitirá que os sucos sejam distribuídos uniformemente pela carne. Valores nutricionais (por porção):

Calorias: 350 kcal

Gordura: 20g

Proteína: 30g

Carboidratos: 0g

HAMBÚRGUER DE PERU

Tempo de preparo: 20 minutos

Tempo de cozimento: 15 minutos

Porções: 2 hambúrgueres

Ingredientes:

300 g de peru picado

1 colher de sopa de pão ralado

1 ovo

1 cebola branca pequena picada

1 dente de alho picado

1 colher de sopa de salsa fresca picada

1/2 colher de chá de orégano seco

1/4 colher de chá de cominho em pó

Sal a gosto

Pimenta preta moída na hora a gosto

4 colheres de sopa de azeite extra virgem

Preparação:

Prepare a mistura de hambúrguer: Em uma tigela grande misture o peru moído, o pão ralado, o ovo, a cebola picada, o alho picado, a salsa picada, o orégano seco, o cominho moído, o sal e a pimenta. Misture bem a mistura com as mãos até obter uma mistura homogênea. Forme os hambúrgueres: Divida a mistura em 4 porções iguais e use as mãos para formar 4 hambúrgueres de aproximadamente 10 cm de diâmetro e 2 cm de espessura. Se a mistura ficar muito pegajosa, umedeça levemente as mãos. Cozinhe os hambúrgueres: Aqueça o azeite virgem extra em uma frigideira antiaderente em fogo médio-alto. Cozinhe os hambúrgueres por cerca de 3-4 minutos de cada lado ou até dourar e cozinhar.

Monte os hambúrgueres: Torre os pães de hambúrguer. Recheie os pãezinhos com os hambúrgueres cozidos, o tomate fatiado, a alface verde, a cebola roxa fatiada, o cheddar, o ketchup, a maionese e a mostarda (a gosto). Servir: Sirva os hambúrgueres de peru bem quentes.

Valores nutricionais (por hambúrguer):

Calorias: 350 kcal

Gordura: 20g

Proteína: 30g

Carboidratos: 10 g

PEITO DE FRANGO GRELHADO

Tempo de preparo: 15 minutos

Tempo de cozimento: 10 minutos

Doses: 1 pessoa

Ingredientes:

150g de peito de frango

1/2 colher de sopa de azeite extra virgem

Sal a gosto

Pimenta preta moída na hora a gosto

Preparação:

Prepare o peito de frango: Lave o peito de frango em água corrente e seque com papel de cozinha. Remova quaisquer cutículas ou excesso de gordura. Tempere o peito de frango: Em uma tigela grande, coloque o peito de frango, o azeite virgem extra, uma pitada de sal e um grão de pimenta-do-reino.

Misture bem para que o tempero adira a toda a superfície do frango. Cozinhe o peito de frango: Aqueça uma grelha em fogo médio-alto. Coloque o peito de frango na grelha quente e cozinhe por cerca de 4-5 minutos de cada lado ou até dourar e estar cozido. É importante não furar o frango com o garfo durante o cozimento para evitar que perca o suco. Servir:

Valores nutricionais (por porção):

Calorias: 250 kcal

Gordura: 10g

Proteína: 35g

Carboidratos: 0g

TRUTA ASSADA

Tempo de preparo: 20 minutos

Tempo de cozimento: 20 minutos

Doses: 1 pessoa

Ingredientes:

1 truta salmão pesando aproximadamente 250 g

2 colheres de sopa de azeite extra virgem

1 limão não tratado

1 dente de alho

1 raminho de alecrim

1/2 colher de chá de orégano seco

Sal a gosto

Pimenta preta moída na hora a gosto

Tomate cereja (opcional)

Azeitonas pretas (opcional)

Preparação:

Limpe a truta: Lave cuidadosamente a truta em água corrente e seque-a com papel de cozinha. Remova as escamas, se houver, estripá-las e lavá-las novamente por dentro. Tempere a truta: Numa tigela grande deite o azeite virgem extra, o sumo de limão, o alho picado, o alecrim picado, o orégãos secos, uma pitada de sal e um grão de pimenta preta. Misture bem o tempero. Disponha a truta em uma assadeira: Coloque a truta em uma assadeira forrada com papel manteiga. Distribua o tempero na cavidade abdominal e na superfície da truta.

Assar: Pré-aqueça o forno a 180°C. Cozinhe a truta em forno estático por cerca de 20 minutos ou até que a pele fique dourada e a carne esteja completamente cozida. Servir: Retire a truta assada do forno e sirva quente.

Valores nutricionais (por porção):

Calorias: 350 kcal

Gordura: 20g

Proteína: 30g

Carboidratos: 5 g

OMELETE DE VEGETAIS

Tempo de preparo: 10 minutos

Tempo de cozimento: 15 minutos

Doses: 1 pessoa

Ingredientes:

2 ovos

1 colher de sopa de parmesão ralado

1/4 cebola branca picada

50 g de mistura de legumes à sua escolha (abobrinha,

pimentos, beringelas, tomates, etc.)

1 colher de sopa de azeite extra virgem

Sal a gosto

Pimenta preta moída na hora a gosto

Cebolinha fresca picada (opcional)

Preparação:

Bata os ovos: Em uma tigela grande, bata os ovos com uma pitada de sal e pimenta. Adicione o parmesão: Combine o parmesão ralado com os ovos batidos e misture bem. Prepare os legumes: Lave e corte os legumes escolhidos em pequenos pedaços. Numa frigideira antiaderente, aqueça o azeite virgem extra e frite a cebola picada durante alguns minutos. Adicione os vegetais misturados e cozinhe por cerca de 5 a 10 minutos ou até ficarem macios. Faça a omelete: Despeje a mistura de ovo batido na panela com os legumes cozidos. Distribua os legumes uniformemente na massa. Cozinhe a omelete: Cozinhe a omelete em fogo baixo por cerca de 7 a 8 minutos ou até que as bordas comecem a se soltar da frigideira.

Vire e complete o cozimento: Usando um prato ou tampa, vire a omelete e cozinhe por mais um minuto para dourar também do outro lado. Servir: Dobre a omelete ao meio ou em triângulo e sirva quente, guarnecida com cebolinha fresca picada (opcional).

Valores nutricionais (por porção):

Calorias: 250 kcal

Gordura: 15g

Proteína: 15g

Carboidratos: 5 g

ESPETADOS DE CAMARÃO E LEGUMES GRELHADOS

Tempo de preparo: 20 minutos

Tempo de cozimento: 15 minutos

Doses para 2 pessoas

Ingredientes:

12 camarões

1 abobrinha

1 pimenta vermelha

1 cebola roxa

2 colheres de sopa de óleo

azeite extra virgem

Sal e pimenta a gosto

Preparação:

Limpe os camarões e descasque-os, deixando o rabo intacto. Lave os legumes e corte-os em cubos de cerca de 2 cm. Em uma tigela, misture o azeite extra virgem com sal e pimenta. Marinar o camarão e os legumes na tigela por 15 minutos. Passe os camarões e os legumes nos espetos, alternando-os. Cozinhe os espetos em uma grelha quente por 5 minutos de cada lado ou até que os camarões estejam totalmente cozidos. Sirva os espetos quentes. Valores nutricionais (por porção):

Calorias: 300

Gordura: 15g

Proteína: 30g

Carboidratos: 10 g

COXAS DE FRANGO COM CURRY COM IOGURTE GREGO

Tempo de preparo: 20 minutos

Tempo de cozimento: 30 minutos

Doses para 2 pessoas

Ingredientes:

2 coxas de frango

1 colher de sopa de curry em pó

1 cebola branca

1 dente de alho

200 g de iogurte grego

1 colher de sopa de óleo

azeite extra virgem

Sal e pimenta a gosto

Preparação:

Em uma tigela, misture o curry em pó com sal e pimenta. Esfregue a mistura de curry nas coxas do frango. Numa frigideira antiaderente, aqueça o azeite virgem extra e frite a cebola picada e o alho picado durante 5 minutos. Adicione as coxas de frango e cozinhe por 10 minutos de cada lado. Adicione o iogurte grego e cozinhe por mais 10 minutos, mexendo de vez em quando. Sirva as coxas de frango com o molho de curry. Valores nutricionais (por porção):

Calorias: 400

Gordura: 20g

Proteína: 40g

Carboidratos: 10 g

ROBALO EM PAPEL COM AZEITONAS E TOMATE

Tempo de preparo: 20 minutos

Tempo de cozimento: 20 minutos

Doses para 2 pessoas

Ingredientes:

2 filés de robalo

100 g de tomate cereja

50g de azeitonas pretas

1 raminho de tomilho

1 colher de sopa de óleo

azeite extra virgem

Sal e pimenta a gosto

Preparação:

Pré-aqueça o forno a 180°C. Lave os tomates cereja e corte-os ao meio. Lave as azeitonas e descaroce-as. Disponha os filés de robalo em uma folha de papel manteiga. Distribua os tomates cereja, as azeitonas e o tomilho sobre os filés de robalo. Tempere com azeite extra virgem, sal e pimenta. Feche a embalagem e feche bem. Asse no forno por 20 minutos. Sirva o robalo quente em papel alumínio.

Valores nutricionais (por porção):

Calorias: 350

Gordura: 15g

Proteína: 35g

Carboidratos: 10 g

FATIA DE ATUM GRELHADO COM MOLHO DE ABACATE

Tempo de preparo: 20 minutos

Tempo de cozimento: 15 minutos

Doses para 2 pessoas

Ingredientes:

2 bifes de atum de 150 g cada

1 abacate

1 limão

1/2 cebola roxa

1 pimenta jalapeño

1 colher de sopa de coentro picado

Azeite virgem extra

Sal e pimenta a gosto

Preparação:

Pré-aqueça a grelha em fogo médio-alto. Tempere os bifes de atum com azeite virgem extra, sal e pimenta. Cozinhe os bifes de atum na grelha por 5 minutos de cada lado ou até o ponto desejado. Numa tigela, amasse o abacate com um garfo. Adicione o suco de limão, a cebola roxa picada, a pimenta jalapeño picada e o coentro picado. Misture bem e tempere com sal e pimenta. Sirva o bife de atum com o molho de abacate.

Valores nutricionais (por porção):

Calorias: 400

Gordura: 30g

Proteína: 40g

SALMÃO EM CROSTA DE AMÊNDOA

Tempo de preparo: 20 minutos

Tempo de cozimento: 15 minutos

Doses para 2 pessoas

Ingredientes:

2 bifes de salmão (200 g cada)

50 g de amêndoas em flocos

1 clara de ovo

1 colher de sopa de óleo

azeite extra virgem

Sal e pimenta a gosto

Preparação:

Pré-aqueça o forno a 200°C Pincele os bifes de salmão com clara de ovo. Polvilhe os bifes de salmão com as amêndoas lascadas, pressionando levemente para que grudem. Tempere com sal e pimenta. Disponha os bifes de salmão num tabuleiro forrado com papel manteiga. Regue com um fio de azeite extra virgem. Asse por 15 minutos ou até que o salmão esteja totalmente cozido. Sirva o salmão com crosta de amêndoa quente. Valores nutricionais (por porção):

Calorias: 400

Gordura: 25g

Proteína: 30g

Carboidratos: 5 g

PEITO DE FRANGO RECHEADO COM ALCACHOFRAS

Tempo de preparo: 30 minutos

Tempo de cozimento: 40 minutos

Doses para 2 pessoas

Ingredientes:

2 peitos de frango

2 alcachofras

1 chalota

1 dente de alho

1 colher de sopa de salsa picada

50 g de pão ralado

50 g de Grana Padano ralado

2 colheres de sopa de azeite extra virgem

Sal e pimenta a gosto

Preparação:

Limpe as alcachofras e corte-as em rodelas finas. Frite a cebola picada e o alho picado numa frigideira com azeite virgem extra em fogo médio. Adicione as alcachofras e cozinhe por 10 minutos. Sal e pimenta a gosto. Corte os peitos de frango em bolsos e recheie-os com a mistura de alcachofra. Feche os bolsos com palitos. Numa tigela, misture o pão ralado com o Grana Padano ralado, a salsa picada, o sal e a pimenta. Pane os peitos de frango na mistura de farinha de rosca. Disponha os peitos de frango em uma assadeira. Regue com um fio de azeite extra virgem. Asse a 180°C por 40 minutos ou até que o frango esteja totalmente cozido. Sirva o peito de frango recheado com alcachofras quentes. Valores nutricionais (por porção): Calorias: 500. Gordura: 30 g

Proteínas: 40 g, Carboidratos: 10 g

ROLINHOS DE BERINJELA

Tempo de preparo: 30 minutos

Tempo de cozimento: 40 minutos

Doses: 1 pessoa

Ingredientes:

1 berinjela média

1/2 colher de sopa de azeite extra virgem

Sal a gosto

Pimenta preta moída na hora a gosto

50g de ricota

20g de mussarela ralada

1 colher de sopa de manjericão fresco picado

200 g de purê de tomate

1 dente de alho

1 colher de sopa de azeite extra virgem

Preparação:

Prepare as beringelas: Lave a beringela e corte-a em rodelas longitudinais finas com cerca de 1/2 cm de espessura. Disponha as rodelas de berinjela em uma assadeira forrada com papel manteiga, pincele-as com um fio de azeite virgem extra, salgue levemente e apimente. Cozinhe em forno ventilado pré-aquecido a 180°C por cerca de 20 minutos ou até que as berinjelas estejam macias e levemente douradas. Prepare o recheio: Em uma tigela misture a ricota com a mussarela ralada, o manjericão picado, uma pitada de sal e a pimenta-do-reino moída. Misture bem a mistura até obter uma mistura homogênea. Monte os rolinhos: Pegue uma fatia de berinjela cozida e espalhe uma colher de recheio de um lado. Enrole a fatia de berinjela sobre ela mesma para formar um rolo. Proceda da mesma forma para todas as rodelas de berinjela. Prepare o molho: Em uma panela, aqueça o azeite extra virgem e frite o alho picado por um minuto. Adicione o purê de tomate, uma pitada de sal e um grão de pimenta-do-reino. Cozinhe em fogo baixo por cerca de 15 minutos, mexendo de vez em quando. Cozinhe os rolinhos: Despeje uma colher de molho de tomate no fundo de uma assadeira. Disponha os rolinhos de berinjela na frigideira e regue com o molho restante. Cozinhe em forno estático pré-aquecido a 180°C por cerca de 15 minutos ou até o molho engrossar e os rolinhos ficarem quentes. Servir: Retire os rolinhos de berinjela do forno e sirva-os bem quentes, acompanhados de acompanhamento de legumes frescos ou pão.

Valores nutricionais (por porção):

Calorias: 350 kcal

Gordura: 20g

Proteína: 20g

Carboidratos: 30 g

FRANGO ASSADO COM TOMATE E AZEITONAS

Tempo de preparo: 20 minutos

Tempo de cozimento: 40 minutos

Doses para 2 pessoas

Ingredientes:

2 coxas de frango

200 g de tomate cereja

100g de azeitonas pretas

1 raminho de alecrim

1 colher de sopa de óleo

azeite extra virgem

Sal e pimenta a gosto

Preparação:

Pré-aqueça o forno a 180°C. Coloque as coxas de frango em uma assadeira. Adicione os tomates cereja cortados ao meio, as azeitonas pretas e o alecrim. Tempere com azeite extra virgem, sal e pimenta. Asse por 40 minutos ou até que o frango esteja totalmente cozido. Sirva o frango assado com tomate cereja quente e azeitonas. Valores nutricionais (por porção):

Calorias: 400

Gordura: 25g

Proteína: 30g

Carboidratos: 10 g

BACALHAU ASSADO COM AZEITONAS E TOMATES

Tempo de preparo: 20 minutos

Tempo de cozimento: 20 minutos

Doses para 2 pessoas

Ingredientes:

2 filés de bacalhau (200 g cada)

100 g de tomate cereja

50g de azeitonas pretas

1 raminho de alecrim

1 colher de sopa de óleo

azeite extra virgem

Sal e pimenta a gosto

Preparação:

Pré-aqueça o forno a 180°C. Disponha os filés de bacalhau num tabuleiro para ir ao forno. Adicione os tomates cereja cortados ao meio, as azeitonas pretas e o alecrim. Tempere com azeite extra virgem, sal e pimenta. Asse por 20 minutos ou até que o bacalhau esteja totalmente cozido. Sirva o bacalhau assado com azeitonas e tomate cereja quente. Se preferir também pode cozinhar o bacalhau no forno com as batatas. Neste caso, coloque na frigideira as batatas aos cubos juntamente com o bacalhau e cozinhe durante cerca de 30 minutos. Valores nutricionais (por porção):

Calorias: 350

Gordura: 20g

Proteína: 30g

Carboidratos: 10 g

RECEITAS LATERAL

SALADA DE ESPINAFRE E AMÊNDOA

Tempo de preparo: 10 minutos

Tempo de cozimento: 0 minutos

Doses para 2 pessoas:

Ingredientes

200 g de espinafre fresco

50 g de amêndoas sem casca

20g de parmesão ralado

1 colher de sopa de azeite extra virgem

Suco de limão (opcional)

Sal a gosto

Pimenta preta moída na hora a gosto

Preparação:

Lave bem os espinafres e seque-os com um pano. Torre as amêndoas em uma frigideira antiaderente por alguns minutos, mexendo sempre, até dourar. Em uma tigela grande, misture o espinafre, as amêndoas torradas, o parmesão ralado, o azeite virgem extra, o suco de limão (se for usar), uma pitada de sal e pimenta-do-reino moída. Misture tudo bem e sirva a salada imediatamente.

Valores nutricionais (por porção):

Calorias: 300kcal

Gordura: 20g

Proteína: 15g

Carboidratos: 10 g

ABOBRINHA GRELHADA
COM LIMÃO E HORTELÃ

Tempo de preparo: 15 minutos

Tempo de cozimento: 10 minutos

Doses para 2 pessoas:

Ingredientes

2 abobrinhas médias

1 colher de sopa de azeite extra virgem

Suco de limão (opcional)

Sal a gosto

Pimenta preta moída na hora a gosto

Folhas de hortelã fresca (opcional)

Preparação:

Lave as abobrinhas e corte-as em rodelas finas. Aqueça uma grelha ou frigideira antiaderente. Unte levemente a grelha ou frigideira com azeite de oliva extra virgem. Cozinhe as abobrinhas grelhadas por 5 minutos de cada lado ou até dourar. Tempere as abobrinhas grelhadas com um fio de azeite virgem extra, sumo de limão (se for usar), uma pitada de sal e pimenta preta moída na hora. Decore com folhas de hortelã fresca (opcional) e sirva imediatamente.

Valores nutricionais (por porção):

Calorias: 150 kcal

Gordura: 10g

Proteína: 2g

Carboidratos: 5 g

TOMATES RECHEADOS COM CUSCUZ

Tempo de preparo: 20 minutos

Tempo de cozimento: 20 minutos

Doses para 2 pessoas:

Ingredientes:

4 tomates médios

100 g de cuscuz

150 ml de caldo de legumes

1/2 cebola roxa

1 pimentão verde

1 abobrinha pequena

1 colher de sopa de azeite extra virgem

Manjericão fresco

Sal a gosto

Pimenta preta moída na hora a gosto

Preparação:

Lave os tomates e corte-os ao meio na horizontal, retirando as sementes e a polpa interna. Prepare o cuscuz: despeje o cuscuz em uma tigela grande, adicione uma pitada de sal e solte com os dentes de um garfo. Despeje o caldo de legumes quente sobre o cuscuz, misture bem e cubra com um pano. Deixe descansar por 10 minutos. Pique finamente a cebola roxa. Corte o pimentão verde e a abobrinha em pedaços pequenos. Numa frigideira, aqueça o azeite virgem extra e frite a cebola picada por alguns minutos. Adicione o pimentão verde e a abobrinha e cozinhe por cerca de 5 minutos, ou até os legumes ficarem macios. Solte o cuscuz com um garfo e junte aos legumes na frigideira. Misture bem e cozinhe por alguns minutos, mexendo sempre.

Adicione as folhas frescas de manjericão picadas, uma pitada de sal e pimenta-do-reino moída à mistura de cuscuz. Recheie os tomates com a mistura de cuscuz e vegetais. Disponha os tomates recheados em uma assadeira untada com azeite extra virgem. Cozinhe em forno estático pré-aquecido a 180°C por cerca de 20 minutos ou até que os tomates estejam dourados. Sirva os tomates recheados com cuscuz bem quentes.

Valores nutricionais (por porção):

Calorias: 350 kcal

Gordura: 15g

Proteína: 15g

Carboidratos: 35 g

CENOURAS GELO COM MEL

Tempo de preparo: 10 minutos

Tempo de cozimento: 20 minutos

Doses para 2 pessoas:

Ingredientes:

4 cenouras médias

2 colheres de sopa de mel

1 colher de sopa de manteiga

1/2 colher de chá de canela em pó

Sal a gosto

Pimenta preta moída na hora a gosto

Preparação:

Lave as cenouras e descasque-as. Corte as cenouras em rodelas com cerca de 1 cm de espessura. Em uma panela, aqueça a manteiga em fogo médio. Adicione as cenouras e cozinhe por cerca de 5 minutos, mexendo sempre. Misture o mel, a canela em pó, uma pitada de sal e a pimenta-do-reino moída. Misture bem e cozinhe por mais 15 minutos ou até as cenouras ficarem macias e caramelizadas. Sirva as cenouras glaceadas com mel bem quentes.

Valores nutricionais (por porção):

Calorias: 200 kcal

Gordura: 10g

Proteína: 1g

Carboidratos: 30 g

SALADA DE ESPINAFRE COM TOMATE FETA

Tempo de preparo: 10 minutos

Tempo de cozimento: 0 minutos

Doses para 2 pessoas

Ingredientes:

200 g de espinafre fresco

150 g de tomate cereja

100 g de queijo feta

1 cebola roxa

3 colheres de sopa de óleo

azeite extra virgem

1 colher de sopa de suco de limão

Sal e pimenta a gosto

Preparação:

Lave os espinafres e seque-os bem. Corte os tomates cereja ao meio. Esfarele o queijo feta. Fatie a cebola roxa. Numa tigela, misture os espinafres, o tomate cereja, o queijo feta, a cebola roxa, o azeite virgem extra, o sumo de limão, o sal e a pimenta. Sirva imediatamente a salada de espinafre com tomate cereja e queijo feta.

Valores nutricionais (por porção):

Calorias: 200

Gordura: 15g

Proteína: 15g

Carboidratos: 10 g

BRÓCOLI ASSADO COM PARMESÃO

Tempo de preparo: 20 minutos

Tempo de cozimento: 20 minutos

Doses para 2 pessoas

Ingredientes:

500 g de brócolis

50g de parmesão ralado

2 colheres de sopa de óleo

azeite extra virgem

Sal e pimenta a gosto

Preparação:

Pré-aqueça o forno a 200°C. Lave os brócolis e corte-os em florzinhas. Disponha os brócolis em uma assadeira. Tempere com azeite extra virgem, sal e pimenta. Polvilhe os brócolis com o parmesão ralado. Asse por 20 minutos ou até que os brócolis estejam dourados. Valores nutricionais (por porção):

Calorias: 250

Gordura: 15g

Proteína: 20g

Carboidratos: 15 g

COUVE DE BRUXELAS FRITA

Tempo de preparo: 15 minutos

Tempo de cozimento: 10 minutos

Doses para 2 pessoas:

Ingredientes:

300 g de couve de Bruxelas

1 colher de sopa de azeite extra virgem

1 dente de alho

1/2 pimenta (opcional)

Sal a gosto

Pimenta preta moída

na hora a gosto

Preparação:

Lave as couves de Bruxelas e corte-as ao meio. Em uma panela, aqueça o azeite extra virgem em fogo médio. Adicione o alho picado e a pimenta (se for usar) e frite por um minuto. Adicione as couves de Bruxelas e cozinhe por cerca de 5 minutos, mexendo sempre. Sal e pimenta a gosto. Cozinhe por mais 5 minutos ou até que as couves de Bruxelas estejam macias. Sirva as couves de Bruxelas fritas bem quentes.

Valores nutricionais (por porção):

Calorias: 150 kcal

Gordura: 10g

Proteína: 5g

Carboidratos: 10 g

PIMENTOO ASSADOS COM ALHO

Tempo de preparo: 15 minutos

Tempo de cozimento: 40 minutos

Doses para 2 pessoas:

Ingredientes:

2 pimentas

2 colheres de sopa de azeite extra virgem

2 dentes de alho

Sal a gosto

Pimenta preta moída na hora a gosto

Preparação:

Lave os pimentões e corte-os ao meio no sentido do comprimento, retirando as sementes e os filamentos brancos. Disponha os pimentões em uma assadeira forrada com papel manteiga. Regue os pimentões com um fio de azeite

azeite extra virgem. Adicione os dentes de alho descascados e levemente amassados. Sal e pimenta a gosto. Cozinhe em forno estático pré-aquecido a 180°C por cerca de 40 minutos, ou até que os pimentões estejam bem assados e macios. Retire os pimentões assados do forno e deixe esfriar um pouco. Descasque os pimentões assados (opcional). Corte os pimentões assados em tiras.

Sirva os pimentões assados com alho quente.

Valores nutricionais (por porção):

Calorias: 100kcal

Gordura: 5g

Proteína: 2g

Carboidratos: 15 g

FEIJÃO VERDE FRITO COM CHALOTAS

Tempo de preparo: 15 minutos

Tempo de cozimento: 15 minutos

Doses para 2 pessoas

Ingredientes:

300 g de feijão verde

1 chalota

2 colheres de sopa de óleo

azeite extra virgem

Sal e pimenta a gosto

Preparação:

Lave o feijão verde e corte-o. Cozinhe o feijão verde em água fervente com sal por 10 minutos. Retire o feijão verde e deixe esfriar em água corrente. Corte a chalota em fatias finas. Aqueça o azeite extra virgem em uma panela em fogo médio. Frite a cebola por 2 minutos. Adicione o feijão verde e cozinhe por 5 minutos, mexendo sempre. Sal e pimenta a gosto. Sirva o feijão verde frito com chalotas quentes.

Valores nutricionais (por porção):

Calorias: 150

Gordura: 10g

Proteína: 10g

Carboidratos: 10 g

ABOBRINHA MARINADAS GRELHADAS

Tempo de preparo: 20 minutos

Tempo de cozimento: 15 minutos

Doses para 2 pessoas

Ingredientes:

2 abobrinhas

2 colheres de sopa de óleo

azeite extra virgem

1 colher de sopa de suco de limão

1 dente de alho

1 raminho de tomilho

Sal e pimenta a gosto

Preparação:

Lave as abobrinhas e corte-as em rodelas. Aqueça uma grelha em fogo médio-alto. Grelhe as abobrinhas por 5 minutos de cada lado ou até dourar. Numa tigela, misture o azeite virgem extra, o suco de limão, o alho picado, o tomilho picado, o sal e a pimenta. Marinar as abobrinhas grelhadas no molho durante 15 minutos. Sirva as abobrinhas grelhadas marinadas.

Valores nutricionais (por porção):

Calorias: 100

Gordura: 5g

Proteína: 5g

Carboidratos: 5 g

COGUMELOS SALTEADOS COM SALSA

Tempo de preparo: 15 minutos

Tempo de cozimento: 10 minutos

Doses para 2 pessoas:

Ingredientes:

300 g de cogumelos mistos

1 colher de sopa de azeite extra virgem

1 dente de alho

1/2 chalota

1/2 copo de vinho branco seco (opcional)

Salsinha

Sal a gosto

Pimenta preta moída

na hora a gosto

Preparação:

Limpe os cogumelos e corte-os em rodelas. Em uma panela, aqueça o azeite extra virgem em fogo médio. Adicione o alho picado e as cebolas picadas e frite por um minuto. Adicione os cogumelos e cozinhe-os por cerca de 5 minutos, mexendo sempre. Adicione o vinho branco seco (se for usado) e deixe evaporar. Sal e pimenta a gosto. Cozinhe por mais 5 minutos ou até os cogumelos ficarem macios. Adicione a salsa fresca picada e misture bem. Sirva os cogumelos salteados com salsa quente.

Valores nutricionais (por porção):

Calorias: 150 kcal

Gordura: 10g

Proteína: 5g

Carboidratos: 10 g

ESPARGOS NO VAPOR COM PARMESÃO

Tempo de preparo: 10 minutos

Tempo de cozimento: 10 minutos

Doses para 2 pessoas:

Ingredientes:

200 g de aspargos

Cachoeira

Queijo parmesão ralado

Sal a gosto

Pimenta preta moída na hora a gosto

Preparação:

Lave os aspargos e corte a parte dura. Cozinhe os aspargos no vapor por 10 minutos ou até ficarem macios. Disponha os aspargos cozidos em uma travessa. Regue os aspargos com um fio de azeite virgem extra. Polvilhe com parmesão ralado a gosto. Sal e pimenta a gosto. Sirva os aspargos cozidos no vapor com parmesão bem quente.

Valores nutricionais (por porção):

Calorias: 100kcal

Gordura: 5g

Proteína: 5g

Carboidratos: 10 g

COUVE-FLOR ASSADA COM CURRY

Tempo de preparo: 20 minutos

Tempo de cozimento: 30 minutos

Doses para 2 pessoas

Ingredientes:

1 couve-flor

2 colheres de sopa de curry em pó

2 colheres de sopa de óleo

azeite extra virgem

Sal e pimenta a gosto

Preparação:

Pré-aqueça o forno a 200°C. Corte a couve-flor em florzinhas. Numa tigela, misture o curry, o azeite virgem extra, o sal e a pimenta. Adicione os floretes de couve-flor à tigela e misture bem. Disponha os floretes de couve-flor em uma assadeira. Asse por 30 minutos ou até que a couve-flor esteja dourada e crocante.

Valores nutricionais (por porção):

Calorias: 200

Gordura: 10g

Proteína: 10g

Carboidratos: 20 g

CENOURAS ASSADAS COM MEL E ALECRIM

Tempo de preparo: 15 minutos

Tempo de cozimento: 20 minutos

Doses para 2 pessoas

Ingredientes:

500g de cenoura

2 colheres de sopa de mel

1 raminho de alecrim

Sal e pimenta a gosto

Preparação:

Pré-aqueça o forno a 200°C. Descasque as cenouras e corte-as em rodelas. Numa tigela, misture o mel, o alecrim picado, o sal e a pimenta. Adicione as fatias de cenoura à tigela e misture bem. Disponha as rodelas de cenoura em uma assadeira. Asse por 20 minutos ou até as cenouras ficarem macias.

Valores nutricionais (por porção):

Calorias: 150

Gordura: 5g

Proteína: 5g

Carboidratos: 25 g

BETERRABA ASSADA COM MOLHO DE IOGURTE

Tempo de preparo: 20 minutos

Tempo de cozimento: 45 minutos

Doses para 2 pessoas

Ingredientes:

2 beterrabas

100 g de iogurte grego

1 colher de sopa de óleo

azeite extra virgem

1 dente de alho

1 raminho de hortelã

Sal e pimenta a gosto

Preparação:

Pré-aqueça o forno a 200°C. Lave as beterrabas e embrulhe-as individualmente em papel alumínio. Asse as beterrabas no forno por 45 minutos ou até ficarem macias. Numa tigela, misture o iogurte grego, o azeite virgem extra, o alho picado, a hortelã picada, o sal e a pimenta. Retire as beterrabas do forno e descasque-as. Corte a beterraba em rodelas e sirva com o molho de iogurte.

Valores nutricionais (por porção):

Calorias: 250

Gordura: 10g

Proteína: 15g

Carboidratos: 30 g

BATATAS DOCES ASSADAS COM PÁPRIKA

Tempo de preparo: 15 minutos

Tempo de cozimento: 30 minutos

Doses para 2 pessoas

Ingredientes:

2 batatas doces

1 colher de sopa de páprica

1 colher de sopa de óleo

azeite extra virgem

Sal e pimenta a gosto

Preparação:

Pré-aqueça o forno a 200°C. Descasque as batatas-doces e corte-as em cubos. Numa tigela, misture a páprica, o azeite virgem extra, o sal e a pimenta. Adicione os cubos de batata-doce à tigela e misture bem. Disponha os cubos de batata-doce em uma assadeira. Asse por 30 minutos ou até que as batatas-doces estejam douradas e crocantes.

Valores nutricionais (por porção):

Calorias: 200

Gordura: 10g

Proteína: 5g

Carboidratos: 30 g

ABÓBORA ASSADA COM SÁLVIA E NOZES

Tempo de preparo: 20 minutos

Tempo de cozimento: 40 minutos

Doses para 4 pessoas

Ingredientes:

1 kg de abóbora

10 folhas de sálvia

50g de nozes

4 colheres de sopa de óleo

azeite extra virgem

Sal e pimenta a gosto

Preparação:

Pré-aqueça o forno a 200°C. Lave a abóbora e corte-a em rodelas com cerca de 2 cm de espessura. Disponha as fatias de abóbora em uma assadeira. Espalhe as folhas de sálvia e as nozes sobre as rodelas de abóbora. Tempere com azeite extra virgem, sal e pimenta. Asse por 40 minutos ou até a abóbora ficar macia.

Valores nutricionais (por porção):

Calorias: 250

Gordura: 15g

Proteína: 5g

Carboidratos: 30 g

SALADA DE QUINOA
COM LEGUMES E FETA

Tempo de preparo: 20 minutos

Tempo de cozimento: 20 minutos

Doses para 4 pessoas

Ingredientes:

200g de quinoa

200 g de tomate cereja

1 pepino

1 pimenta vermelha

1 cebola roxa

150g de queijo feta

4 colheres de sopa de azeite extra virgem

2 colheres de sopa de suco de limão

Sal e pimenta a gosto

Preparação:

Cozinhe a quinoa em água fervente com sal por 20 minutos. Escorra a quinoa e deixe esfriar em água corrente. Corte os tomates cereja ao meio. Corte o pepino em cubos. Corte a pimenta vermelha em cubos. Corte a cebola roxa em rodelas finas. Esfarele o queijo feta. Numa tigela, misture a quinoa, o tomate cereja, o pepino, o pimentão vermelho, a cebola roxa, o queijo feta, o azeite virgem extra, o suco de limão, o sal e a pimenta.

Valores nutricionais (por porção):

Calorias: 400

Gordura: 20g

Proteína: 20g

Carboidratos: 40 g

SALADA DE PEPINOS E ABACATE

Tempo de preparo: 10 minutos

Tempo de cozimento: 0 minutos

Doses para 2 pessoas:

Ingredientes:

1 pepino médio

1 abacate maduro

1/2 cebola roxa

1 tomate

1 colher de sopa de azeite extra virgem

Suco de limão (opcional)

Sal a gosto

Pimenta preta moída na hora a gosto

Preparação:

Lave o pepino e corte-o em rodelas finas. Corte o abacate ao meio, retire o caroço e descasque e corte a polpa em cubos. Corte a cebola roxa em rodelas finas. Corte o tomate em pedaços pequenos. Em uma tigela grande, misture o pepino, o abacate, a cebola roxa, o tomate, o azeite de oliva extra virgem, o suco de limão (se for usar), uma pitada de sal e a pimenta-do-reino moída na hora. Misture tudo bem e sirva imediatamente a salada de pepino e abacate.

Valores nutricionais (por porção):

Calorias: 250 kcal

Gordura: 20g

Proteína: 5g

Carboidratos: 15 g

BERINJELAS GRELHADAS COM MANJERICÃO

Tempo de preparo: 20 minutos

Tempo de cozimento: 20 minutos

Doses para 2 pessoas:

Ingredientes:

2 berinjelas médias

2 colheres de sopa de azeite extra virgem

Manjericão fresco

Sal a gosto

Pimenta preta moída na hora a gosto

Preparação:

Lave as beringelas e corte-as em rodelas com cerca de 1 cm de espessura. Polvilhe as rodelas de berinjela com uma pitada de sal. Em uma panela, aqueça o azeite extra virgem em fogo médio. Cozinhe as berinjelas grelhadas por cerca de 10 minutos de cada lado ou até dourar. Disponha as beringelas grelhadas num prato de servir. Regue as beringelas grelhadas com um fio de azeite virgem extra.

Decore com folhas frescas de manjericão. Sal
e pimenta a gosto. Sirva as beringelas
grelhadas com manjericão bem quente.

Valores nutricionais (por porção):

Calorias: 200 kcal

Gordura: 15g

Proteína: 5g

Carboidratos: 10 g

CONCLUSÃO

Obrigado por embarcar nesta jornada com " DIETA OMAD 2025". Esperamos que o livro tenha fornecido todas as informações, ferramentas e inspiração necessárias para transformar sua vida por meio da abordagem OMAD. Adotar um novo estilo de vida pode parecer um desafio, mas com determinação e os recursos certos, os benefícios podem ser extraordinários. Exploramos juntos os princípios fundamentais da dieta OMAD, seus muitos benefícios, planos de refeições semanais e receitas deliciosas para ajudá-lo a manter o equilíbrio nutricional ideal.

Através de depoimentos e conselhos práticos, esperamos ter lhe dado a confiança necessária para iniciar e perseverar neste caminho. Seu feedback é valioso para nós e para todos que procuram informações confiáveis e inspiração. Convidamos você a compartilhar sua experiência e opiniões, deixando um comentário.

Suas palavras podem fazer a diferença para outros leitores que estão pensando em adotar a Dieta OMAD.

Observação: ficaríamos gratos se você dedicasse alguns minutos para deixar um comentário. Suas opiniões nos ajudam a melhorar e oferecer sempre o melhor aos nossos leitores. Obrigado mais uma vez por escolher a "Dieta OMAD 2025". Desejamos-lhe saúde, felicidade e sucesso em sua jornada para um futuro melhor. Mal podemos esperar para ouvir sua opinião! Com gratidão,

[KLARLOCK]